国家体育总局反兴奋剂知识系列读本

高等院校体育专业学生
反兴奋剂读本

国家体育总局科教司　编

人民体育出版社

图书在版编目（CIP）数据

高等院校体育专业学生反兴奋剂读本 / 国家体育总局科教司编. --北京：人民体育出版社，2018（2023.3重印）

ISBN 978-7-5009-5323-4

Ⅰ. ①高… Ⅱ. ①国… Ⅲ. ①运动员-兴奋剂-高等学校-教材 Ⅳ. ①R872.5

中国版本图书馆CIP数据核字（2023）第028288号

*

人民体育出版社出版发行
北京建宏印刷有限公司印刷
新 华 书 店 经 销

*

787×1092 16开本 11印张 182千字
2018年3月第1版 2023年3月第5次印刷

*

ISBN 978-7-5009-5323-4
定价：40.00元

社址：北京市东城区体育馆路8号（天坛公园东门）
电话：67151482（发行部） 邮编：100061
传真：67151483 邮购：67118491
网址：www.psphpress.com
（购买本社图书，如遇有缺损页可与邮购部联系）

《国家体育总局反兴奋剂知识系列读本》编委会

《高等院校体育专业学生反兴奋剂读本》编委会

主　编： 张　健

副主编： 尚迎秋

参编人员（按姓氏笔画排序）：

张　健　尚迎秋　胡雅欢　程　谦　闫青萍

序

为了防止在体育运动中使用兴奋剂，保护体育运动参加者的身心健康，维护体育竞赛的公平竞争，国务院于2004年3月1日正式颁布实施《反兴奋剂条例》（以下称《条例》）。《条例》明确了有关部门和人员的反兴奋剂职责与义务，规范了兴奋剂生产、销售和进出口的管理，规定了兴奋剂违规行为的处罚。《条例》还对开展反兴奋剂教育提出明确要求，指出初中以上学校应当加强反兴奋剂教育，加强学生的反兴奋剂意识；体育专业教育应当包括反兴奋剂的教学内容。为贯彻落实《条例》要求，国家体育总局针对不同教育对象，组织编写了系列反兴奋剂知识读本，以全面推进反兴奋剂教育的实施。

体育总局历来高度重视反兴奋剂工作，通过20多年的努力，我国的反兴奋剂工作取得了长足的进步，成效显著。长期以来，中国一贯坚持反对使用兴奋剂的坚定立场，始终如一地坚持“严令禁止、严格检查、严肃处理”的三严方针，不断加大反兴奋剂工作的力度，逐步建立健全反兴奋剂法律法规体系、完善兴奋剂检查、检测和宣传教育制度，积极推动政府部门间协调配合综合治理兴奋剂问题，通过实施一系列综合的反兴奋剂措施和手段，不断提高反兴奋剂工作质量，使中国运动员滥用兴奋剂的现象得到有效的遏制，得到了包括世界反兴奋剂机构、国际奥委会等国际体育组织的高度评价，称中国是世界反兴奋剂工作的楷模。

反兴奋剂工作倡导“预防为主、教育为本”，要彻底根治兴奋剂这颗毒瘤，加大检查、惩处力度，让那些想铤而走险的人“不敢用”；要通过加强综合治理和监管，使运动员“不能用”；但最重要的是要通过反兴奋剂教育，解决运动员及体育运动参加者思想认识上的偏差，使其真正认识到使用兴奋剂对个人、对体育、对国家的巨大危害，树立正确的体育观，真正自觉抵制兴奋剂，最终做到“不想用”。这是我们反兴奋剂工作的终极目标。

为此，国家体育总局组织专家针对不同的体育参与者群体，针对性地编写了反兴奋剂系列知识读本，为规范、有效地开展反兴奋剂教育提供基础支持。此系列知识读本主要的适用对象包括体育运动学校青少年运动员、高等体育院校学生、普通学生以及广大全民健身人群，希望通过开设专门反兴奋剂课程或讲座，进行系统化的教育，使他们能认识到使用兴奋剂的危害性，了解预防反兴奋剂的基本知识和手段，通过培养反兴奋剂意识，加强对运动员及相关人员的保护，遏制兴奋剂的使用，并建立正确的价值观和体育观，树立坚定的反兴奋剂信念和决心，坚决地“对兴奋剂说不”，为维护身心健康和体育运动的纯洁、公正做出积极的贡献。

最后，借用现代奥运会创始人顾拜旦的“体育颂”中的一段作为结尾，让我们共同努力维护体育的纯洁性。“啊，体育，你就是荣誉！荣誉的赢得要公正无私，反之便毫无意义。有人要弄见不得人的诡计，以此达到欺骗同伴的目的。但他内心深处受着耻辱的绞缢。有朝一日被人识破，就会落得名声扫地。”

前 言

高等院校体育专业学生是我国体育的未来和希望，大力加强高等院校体育专业学生反兴奋剂教育工作，使他们在步入体育职业生涯并成为体育教师、教练之前，充分认识到使用兴奋剂的危害性，培养他们反兴奋剂的意识，让他们充分了解兴奋剂的基本知识和预防手段，树立正确的人生观和体育价值观，培养自身的道德修养，不仅是对高等院校体育专业学生的保护、遏制兴奋剂滥用，也是全面促使我国体育事业健康、协调、可持续发展的实际需要，更是实现“体育强国”战略的基础性工程。

2013年国家体育总局科教司反兴奋剂处制定了反兴奋剂知识系列读本编写规划，得到了司领导的高度重视，并于当年成立了教材编写工作领导小组和编写小组。2014年该系列中的第一本《体育运动学校青少年运动员读本》已顺利出版并广受好评。本书（《高等院校体育专业学生反兴奋剂读本》）为该系列的第二本图书。

本书编写委员会于2015年正式成立。编委会成立后，组织召开了编写准备会、提纲研讨会、初稿统稿会、修改稿统稿会、定稿会和终稿审定会。陈志宇副司长全程主持本书的编写工作，从会议召开、进度控制、样稿审读、专家遴选，到装帧设计等；反兴奋剂处胡雅欢处长也全程参与了本书的编写，保证了本书的权威性、针对性、实用性和科学性。

本书在编写过程中始终坚持实事求是、从实际出发的原则；充分考虑到高等院校体育专业学生青春年少，人生观、世界观、价值观尚未完全形成，有一定的体育理论学科基础，从事运动实践活动较多等客观因素，有针对性地编写相应内容。

经过国家体育总局科教司、编委会全体专家和人民体育出版社三方一年多的努力，数易其稿，终于完成了这本《高等院校体育专业学生反兴奋剂读本》。

本书论述严谨、表达生动，深入浅出地介绍了高等院校体育专业学生应掌握的基本反兴奋剂知识。全书共分为九章。第一章体育精神与价值观由王润斌负责编写，第二章兴奋剂概述、第三章世界反兴奋剂体系的建立与发展、第四章中国反兴奋剂体系的建立与发展、第五章兴奋剂清单、第六章兴奋剂管制、第七章治疗用药豁免、第八章兴奋剂预防、第九章反兴奋剂任重道远由张健负责编写，全书由张健担任主编。

本书的编写过程中得到了许多领导、专家学者的指导、支持和帮助。国家体育总局反兴奋剂中心陈志宇副主任亲自审阅了书稿并提出了许多修改性意见，原国家体育总局运动医学研究所所长杨天乐教授、张长久所长，原国家体育总局科教司蒋志子司长、原国家体育总局反兴奋剂中心主任杜利军、副主任吴侔天以及国家体育总局反兴奋剂中心教育预防处赛飞在对本书的审阅过程中提出了宝贵的意见和建议；国家体育总局科教司胡雅欢、程谦、闫青萍参与了本书组织、编写工作，提供了大量一手材料；北京体育大学尚迎秋参与了初稿的编写；人民体育出版社从本书规划阶段即派专人负责，全程参与了本书的编写工作，认真负责地审读了每一版样稿，多次与作者沟通，提出了许多专业性的意见，在此一并表示衷心的感谢。

由于编者水平有限，本书虽几经修改，但难免存在不妥之处，恳请读者提出宝贵意见，以便再版时修订。

编委会

2018年1月

目 录

第一章 体育精神与价值观 ……………………………… (1)

第一节 体育精神 ……………………………… (1)
第二节 体育价值观 ……………………………… (4)
第三节 兴奋剂对精神与价值的危害 ……………………………… (11)

第二章 兴奋剂概述 ……………………………… (15)

第一节 兴奋剂演变 ……………………………… (15)
第二节 兴奋剂滥用 ……………………………… (22)
第三节 兴奋剂的危害 ……………………………… (25)

第三章 世界反兴奋剂体系的建立与发展 ……………………………… (29)

第一节 反兴奋剂初期的行动 ……………………………… (29)
第二节 国际奥委会领导下的反兴奋剂行动 ……………………………… (31)
第三节 世界反兴奋剂机构 ……………………………… (37)

第四章 中国反兴奋剂体系的建立与发展 ……………………………… (43)

第一节 兴奋剂对中国体育发展的影响 ……………………………… (43)
第二节 中国反兴奋剂法治体系和管理体系的建立 ……………………………… (50)
第三节 中国反兴奋剂取得的成就 ……………………………… (55)

第五章 兴奋剂清单 ……………………………… (62)

第一节 《禁用清单》的演变 ……………………………… (62)
第二节 《禁用清单》解析 ……………………………… (66)
第三节 《禁用清单》的权威性 ……………………………… (72)

第六章　兴奋剂管制 …………………………………………（75）

第一节　兴奋剂检查与检测 ………………………………（75）
第二节　结果管理 …………………………………………（81）
第三节　兴奋剂违规 ………………………………………（84）

第七章　治疗用药豁免 ……………………………………（96）

第一节　治疗用药豁免的含义 ……………………………（96）
第二节　治疗用药豁免国际标准 …………………………（97）
第三节　治疗用药豁免申请 ………………………………（98）

第八章　兴奋剂预防 ………………………………………（102）

第一节　加强反兴奋剂宣传教育 …………………………（102）
第二节　避免食源性兴奋剂 ………………………………（104）
第三节　防止医源性兴奋剂 ………………………………（107）

第九章　反兴奋剂任重道远 ………………………………（110）

第一节　兴奋剂有潜在市场 ………………………………（110）
第二节　反兴奋剂面临的挑战 ……………………………（114）
第三节　反兴奋剂前景展望 ………………………………（119）

附录1　名词解释 …………………………………………（124）

附录2　《反兴奋剂管理办法》（2015） …………………（127）

附录3　《体育运动中兴奋剂管制通则》（2015） ………（137）

附录4　世界反兴奋剂相关文件 …………………………（155）

参考文献 …………………………………………………（156）

第一章　体育精神与价值观

体育作为人类的一种社会活动，是从人们的社会生产和生活中产生和演变而来的，与社会的政治、经济、科学、文化、教育、军事等领域密切相关。其以人的全面发展为目标，通过身体锻炼增强人的体质，通过体育的社会实践促进社会发展和文明进步。在体育运动中不断产生和积淀的体育精神、体育道德和体育价值观是规范体育运动从业者的行为的准则，是体育工作的指导思想和灵魂，更是社会主义精神文明建设的重要组成部分，对提升人的道德素质、提高社会文明起到非常重要的作用。

第一节　体育精神

一、何为体育精神

要认识体育精神，首先要了解什么是精神。哲学意义的精神是指“同物质相对立、和意识相一致的哲学范畴，是人的意识、思维活动和一般心理状态的总称。”《辞海》中精神是指“人的意识、思维活动和一般心理状态。宗教信仰者和唯心主义者所讲的精神，是对意识的神化。唯物主义者常把精神当作和意识同一意义的概念来使用，认为它是物质的最高产物。”毛泽东有一句名言：“人是要有一点精神的。”精神是支撑一个人、一个团队、一个民族生生不息并不断前进的动力，是人类历史不断前进的源泉。习近平指出：精神的力量是无穷的，道德的力量也是无穷的。中华文明源远流长，蕴育了中华民族的宝贵精神品格，培育了中国人民的崇高价值追求。自强不息、厚德载物的精神，支撑着中华民族生生不息、薪火相传，今天依然是我们推进改革开放和社会主义现代化建设的强大精神力量。

精神不是一个空洞的概念，需要诸多丰富的载体，精神要透过人的形体、容貌、举止、仪态、风度等体现一种蓬勃向上的生命活力，张扬一种人格的力量，展现性格、气质、思想、感情的张力。而体育作为人类为适应自然和社会，以身体练习为基本手段而自觉地改善自我身心和开放自身潜能的社会实践活动，成为了彰显人类精神的绝佳途径。著名社会学家费孝通先生认为，体育精神就是人类精神，就是公平竞争、运动家风度、团队精神。体育精神的内涵主要包括“人本精神、英雄主义精神、公平竞争精神、团队精神”，它们分别反映了体育在“健康快乐、挑战征服、公平竞争、团结协作”这四个方面的价值标准。体育精神的外延，是指近代体育从产生开始，发展至今的时间范围。这里的体育精神是具有体育活动主体自觉能动性、实践性和理论性等高层次的社会生活的人的一种精神，是人类的一种意识、一种思想。作为优秀文化的组成部分，体育精神具有体育活动主体的特质的标记，是体育活动主体创新性活动成果意识性的集中表现。

体育精神不能全部由那些超现实的体育理想构成，而更应该具有其现实和具体的一面。从表现上说，体育精神有两种存在状态。一是指导现实体育生活的体育法规、体育规则、体育习惯和惯例等，追求体育比赛和体育生活中的公正与合理，并由此升华为体育精神对运动员个体德性的改造；二是在人们思想观念和社会意识形态中存在的体育精神，表现为人们的体育理想、体育价值观等，并由此融合成为对人类社会生活的一种示范和导向。美国职业篮球联盟从1995—1996赛季开始创立了体育精神奖，并以它的首届得主乔·杜马斯的名字命名，此奖项是为了表彰在NBA赛场上球员的道德行为、公平竞赛和诚实。世界著名的劳伦斯世界体育奖也专门设立了“年度最佳体育精神奖”。在2015年该奖项的得主——中国著名篮球运动员姚明看来，体育精神不仅仅是指顽强拼搏的赛场精神，也是乐观面对生活的人生精神。“说到体育精神，其实呢大家可以有很多熟悉的词语去表述，永不放弃、坚强、强硬地面对对手，坚持到最后。但实际上对于这些精神我们有时候忽略了它不仅仅体现在场上，也体现在我们的生活中。我相信每一个经过赛场的运动员，不管我们从事的是哪一种运动，都带着一种精神，带着一种力量，踏过我们的第一片场地，踏过我们更广阔的场地。”因此，对体育精神的理解不能过于概念化，而应把体育精神作为调整现代体育生活和体育现象的一种规范来认识，发现其在“体育→人→社会”这个生态系统中与社会主流文化要素间作用的规律性。

二、奥林匹克精神

人们对体育精神的理解千差万别，但大都在把体育看作人类身体竞技活动的前提下强调体育精神的重要性。事实上这些精神都可以包括在奥林匹克精神之内，但它们却不能涵盖奥林匹克精神，也不能等同于奥林匹克精神。现代奥林匹克运动创始人顾拜旦在1908年7月发表文章表示，“人们会问我：你所说的奥运会与我们今天所说的世界锦标赛有什么不同？……我不否认世界锦标赛的存在，我还同意将它作为奥运会的一个组成部分。不过，奥运会还有‘别的东西’。正是这‘别的东西’使其自有它的特点，这种特点是在其他种种体育竞赛中找不到的。”不难发现奥林匹克竞赛的最大特征在于它的人文内涵，因为奥林匹克运动不是单纯的体育，是体育与文化、教育的结合，没有文化教育就不能称其为奥林匹克运动。奥林匹克运动的内涵已经远远超出体育竞技的范畴，它是全人类的文化盛会和文明遗产。

2000多年前，奥林匹克运动会作为一种健康向上的体育竞技在神圣的奥林匹亚兴起，成为古代希腊人奉献给人类的一种宝贵的精神和文化财富。现代奥林匹克精神的源头必须追溯到古代希腊文明，因此，顾拜旦认为奥林匹克精神是人类吸收古代传统构筑未来的力量之一，这种力量体现在：虽“不足以确保社会和平”，但仍可促进和平；虽“不能更加均衡地为人类分配生产和消费物质必需品的权力”，但仍可促进公平；虽“不能够为青少年提供免费接受智力培训的机会”，但仍可促进教育。在他看来，“和平、公平、教育”就是奥林匹克精神。

关于奥林匹克精神的最权威解释来自《奥林匹克宪章》：从事体育运动是人的权利，每一个人都应享有从事体育运动的可能性，而不受任何形式的歧视，并体现相互理解、友谊、团结和公平竞争的奥林匹克精神。

从字面理解，奥林匹克精神至少体现在两个层面。

首先是公平竞争。奥林匹克运动以竞技运动为其主要活动内容，竞技运动最本质的特征就是比赛与对抗。现代奥运会的发展观是建立在“更快、更高、更强”的不断超越理念基础之上的。不断战胜人体极限，不断超越人类自身自然的理念，成为了奥林匹克运动，特别是奥运会巨大的推动力与精神支柱。但人类自身毕竟是一个有限的资源。这种有限的资源在无限的被开发过程中，当人的自身不堪重负时，当人类自身在自然状态下不能满足这种需求时，人类只有借助其他手段来实现。因此，奥林匹克运动的教育功能和文化娱乐功能的基本前提是保证公平竞争，规避兴奋剂等其他非法和不道德的手段。只有在公平竞争的基础上竞争才有意义，各国运动员才能保持和加强团结、友谊的关系，奥林匹克运动才能实现它的神圣目标。顾拜旦在他1912年发表的著名诗篇《体育颂》中曾这样写道："啊！体育，你就是正义！你体现了在社会生活中追求不到的公平合理。任何人要想速度超过一分一秒，高度逾越一分一厘，取得成功的关键，只能是体力与精神融为一体。"也正如已故美国著名黑人田径运动员杰西·欧文斯（James Cleveland Owens）所说的："在体育运动中，人们学到的不仅仅是比赛，还有尊重他人、生活伦理、如何度过自己的一生以及如何对待自己的同类。"

其次是相互理解、友谊和团结。奥林匹克运动是国际性的运动，它不可避免地面临着世界上民族、文化间的各种差异及由此引发的各种问题。来自各国的运动员、教练员、体育官员以及观众生有不同的肤色，穿着不同的服装，操着不同的语言，有着不同的生活方式和宗教信仰，用不同的行为方式表达自己的喜怒哀乐。这些种族的和文化的差异，又常常由于各国间在政治体制、经济制度和意识形态等方面的冲突而强化。奥林匹克精神强调相互理解、友谊和团结，就是要形成一种精神氛围。在这种氛围中，人们可以摆脱各自文化带来的偏见，在不同文化的展示中，看到的不是矛盾与冲突，而是人类社会百花齐放、千姿万态的文化图景，从而使文化差异成为促进人们互相交流的动因，而不是各自封闭的藩篱；使矛盾成为互相学习的动力，而不是互相轻视的诱因。

第二节 体育价值观

一、价值观

人类在认识世界、改造世界的过程中通常会进行价值思考和价值判断，即认识客体的有用性、意义和满足自身需要的程度与方式等，从而形成各具特色的价值观念。价值观念形成之后反过来会影响和制约主体的实践与抉择。总的来说，价值观是人们基于生存、发展和享受的需要，在社会生活实践中形成的关于价值的总观点、总看法，是人们的价值信念、信仰、理想、标准和具体价值取向的综合体系。

如果说价值观念是一种有关价值取向的多层次、多维度系统，那么从所处的地位来看，可以分为终极（最高）价值观、核心（主导）价值观、一般（非主导、边沿、从属）价值观。一般价值观散居于核心价值观的外围，仅为特定群体所持有，而且不稳定、缺少规则，由外及内其规则性越来越明显、引导力越来越强，统摄面越来越大、稳定度越来越高，最中心层就是所谓的核心价值观。核心价值观是一个社会中居统治地位、起支配作用的核心理念，也是一个社会必须长期普遍遵循的基本价值准则。由于社会存在是多样性、多态势的，与之相适应的社会意识也必然是丰富和立体的，进而导致作为社会意识组成部分的社会价值观同样具有多元、开放的特点，这就要求占主导地位的核心价值观对多元价值观念予以引导、对价值观体系产生的矛盾和混淆加以厘清。

党的十八大报告强调指出，“倡导富强、民主、文明、和谐，倡导自由、平等、公正、法治，倡导爱国、敬业、诚信、友善，积极培育和践行社会主义核心价值观。”这一论述明确了社会主义核心价值观的基本理念和具体内容，指出了社会主义核心价值体系建设的现实着力点，对社会主义核心价值体系建设提出了新部署、新要求。伴随着社会主义市场经济的增长，体育已经成为我国经济、社会发展与文明进步的重要标志，体育事业的发展水平业已成为国家综合实力与社会文明程度的重要体现。体育对社会发展的重要性也愈显突出，尤其是对人们精神的陶冶和铸造、对社会主义核心价值观的培育和践行具有独特贡献。

二、体育价值观

体育价值观是指主体根据体育对其自身及社会的意义或重要性进行评价和选择的原则、信念和标准。它是人们根据长期体育锻炼和反复性体育情感体验，对体育的价值属性、主客体之间的体育价值关系，以及一定形式之间的体育价值创造活动，逐渐形成的相对稳定的心理和行为取向或心理和行为定势。它是人们认识与评价体育和体育现象对自身或社会的重要性时所持有的内部标准。个体总是按照自己的价值标准确定自己的体育目标，并按目标主动地从事体育活动，体育价值观就体现了人们在一定环境中的动机、目的、需要和情感意志。

按照体育的工具或目的属性的差别。体育价值观可分为两个层面，一是以社会为本位的体育价值观，二是以个体为本位的体育价值观。以社会为本位的体育价值观体现的是体育与社会之间的价值关系，是由体育的工具价值所决定的。工具价值是人们在特定的社会政治、经济、文化背景下，对事物的外部表现的某种侧重的价值期望，其要求体育必须满足社会、国家发展的需要，必须为社会、国家提供功利性的服务，体现为体育的政治价值、经济价值、伦理道德价值、文化历史价值等。以个人为本位的体育价值观，体现的是体育对个体发展的价值关系，强调个体对体育的自由支配，关注的是个体自身目的与把具体运动项目作为直接行为目标的一种价值观念。这种以人为本的体育价值观在强调运动员努力拼搏为国争光的同时，金牌意识有所淡化，人文关怀日趋浓厚，运动员本身的身心健康受到关注，金牌和荣誉的健康代价越来越小。此外，这种价值观还要求严明纪律，净化赛场，弘扬体育道德，丰富人们精神生活，倡导先进、积极的竞争价值观。

按照体育的社会环境和形成土壤来看，体育价值观可以分为西方的体育价值观和中国传统的体育价值观。西方的体育观强调竞争、超越、对抗，强调人的自我价值的实现，追求与崇尚不断超越过去。发展到极端，会形成一味追求“竞争”的体育价值观，虽然有明显培养竞争意识的教育功能，但由于其单纯“更快、更高、更强”的追求，使得要想取得更好的运动成绩，除了借助物理的动力外，还可能借助其他外力，有时不惜违反人体生理和心理的发展规律。因此，会对运动员的身体健康带来严重的伤害，甚至有可能造成身体机能的畸形发展。而中国传统体育文化受儒家文化的影响，专注于对人内心道德良知的发掘，专注于人的道德修养，带有浓厚的朴素唯物主义色彩的观念和精神。长久以来中国传统的体育价值观强调身心全面发展、身体与精神的和谐一致，注重体育活动中德行品质修养和道德境界的升华，注重和谐、重义轻利、崇德轻利，提倡“君子之争”“以和为贵”，要求运动员遵守规则、遵守体育道德，宣传和树立维护公平竞争、遵守规则、恪守体育道德以创造社会精神文明，从而提高国民的素质和推动社会的发展。

三、奥林匹克价值观

在价值观和核心价值观的映射下，梳理和反思当代奥林匹克价值观体系与核心价值观念就显得尤为必要。从理论层面看，无论是古代奥运会还是现代奥林匹克运动，都凸显和体现了某些人类普世的价值认同，比如古希腊人的智慧、勇敢、节制抑或现代社会的爱国主义、国际主义等。但是，普适性的奥林匹克价值不可避免地同多元文化世界发生碰撞，在各具特质的本土文化中被重新阐释和解读。这就导致奥林匹克价值观念的庞杂和丰富，甚至引起相对性的混乱，为了应对该局面，国际奥委会对当代奥林匹克价值观进行了提炼和升华。

进入21世纪，兴奋剂问题、腐败问题、奥运会超大规模问题频频出现，国际奥委会面临的困局和现实决定了国际奥委会必须更新价值观念，以保证奥林匹克运动免受药物、腐败和暴力的侵袭，并为此实施有力的改革措施。罗格主席上任不久就在思想和哲学层面上提出了“更干净、更人性、更团结”的奥林匹克新格言，让世人眼前一亮。随着时间的推移和理论的沉淀，国际奥委会逐渐形成了简洁明了又不失深刻含蓄的当代奥林匹克核心价值观表述——卓越（Excellence）、友谊（Friendship）、尊重（Respect）。2014年8月16日，国际奥委会主席托马斯·巴赫（Tomas Bach）在南京青奥会开幕式上致辞道：“你们将向全世界发出一个强有力的信息——在南京，你们将体验并弘扬‘卓越、友谊、尊重’的奥林匹克价值观。在南京，你们将为奥林匹克精神而欢庆。”

国际奥委会分别在《奥林匹克价值观教育手册》《青奥会DNA》《希望：体育改变世界教育手册》《奥林匹克主题教育手册》等官方文本中对奥林匹克价值观的内容构成进行了阐述。

卓越：在奥林匹克的理想中，卓越意味着一个人在运动或生活领域中做到最好，它强调个人付出努力获得目标的达成而不是互相攀比。卓越不仅强调获胜，也强调参与。它要求人们能够融合身体、意志和精神，在生活的世界里做到最好，实现人生的奋斗目标。运动员在更快、更高、更强的格言激励下追求竞争只是实现卓越的一种形式，卓越价值的最终达成要靠个人或群体对自身努力的把握和对自身品格、修养的完善。奥林匹克运动通过多种措施来实现卓越价值，比如推动奥运会的更干净、更人性、更团结，实施体育、教育与文化项目等。

友谊：友谊的价值延续着古代奥运会神圣休战的精髓，参与奥林匹克运动的人们强调彼此之间的相互联系和相互理解，这种价值在更广阔的视野力图通过团结、团队精神、乐观主义来建设一个更加和平美好的世界。奥运会激励人类克服政治、经济、性别、种族和宗教的分歧，实现友谊的连接。奥林匹克运动通过团结200余个国家和地区的参与者们，将他们汇聚到五环旗下，并持续性地倡导人与人之间的有机联系来展示这种价值。每届奥运会的文化、教育项目和体育与和平的对话机制都在维护着友谊价值的达成。

尊重：在奥林匹克理想中，这种价值代表着所有奥运会参与者的基本伦理准则，它要求尊重自己、尊重他人、尊重规则、尊重环境等，特别是要在公平的环境中展开身体、智慧的竞争。奥林匹克运动通过广泛的项目支持和经济投入来最大范围地促进世界各国家地区的奥林匹克参与权，奥运会组委会也在保护环境、可持续发展的道路上采取行动。

在国际奥委会的不懈推动之下，卓越、友谊、尊重的奥林匹克核心价值观构成了奥林匹克运动融合体育文化与教育、改善人类生活品质、增加社会和谐的基石，逐步演化成为奥林匹克运动的道德与伦理标准。奥林匹克价值观强调奥林匹克参与者付出的努力而非取舍结果，鼓励运动员做最好的自己，成就个人的梦想，并指明了奥林匹克运动的发展方向，即体育要超越技能训练和健康锻炼的狭隘的功利化倾向。除此之外，它激发人们成为相互尊重和理解的世界公民，培养和谐发展的人，塑造尊重人尊严的社会，实现和平美好世界的奥林匹克理想。

四、体育精神与社会主义核心价值观

1. 目标一致

在国家层面上。践行社会主义核心价值观，是通过理论信念教育和爱国主义教育，培育全国人民“富强、民主、文明、和谐”的国家层面价值取向，坚定道路，积极实践，推进中国特色社会主义事业发展，促进我国形成“富强经济、民主政治、文明文化、和谐社会”的生动局面。践行体育精神，是以祖国至上的精神，投入体育实践中为国争光，营造良好的体育文化氛围，提高中华民族的文化软实力，为推进我国经济、政治、文化和社会的全面发展而努力奋斗，达到提高国家综合实力的目的。可见，体育精神和社会主义核心价值观两者都着眼于经济、政治、文化和社会发展，聚焦爱国主义精神。

在社会层面上。践行社会主义核心价值观，是通过法制教育、遵纪守法教育和民族团结进步教育培育全国人民“自由、平等、公正、法治”的社会层面价值取向，坚持马克思主义的自由观和平等观，坚持社会公平正义，坚持法治创新，培育良好的社会心态，努力构建充满活力的和谐社会环境。践行体育精神是在体育实践中，以遵纪守法作为准则，以建设和谐的社会环境为目标，积极培育自由、公平的竞争氛围，以及互相尊重、公正平等的法治观念。可见，体育精神和社会主义核心价值观两者都着眼于和谐社会的发展，聚焦遵纪守法。

在公民个人层面上。体育精神把爱国主义作为精神核心和思想源泉，并作为体育文化永恒的主题，展现了“为国争光”的爱国情怀，与社会主义核心价值观中“爱国”的目的和要求是一致的。体育精神既注重继承又锐意创新，既不故步自封也不邯郸学步，与社会主义核心价值观提出的“敬业”要求相一致，旨在要求对待工作要具有敬业、进取的精神和尊重客观事实、务实的态度。此外，体育精神强调的公平参赛、不弄虚作假，赛场上的“友谊第一、比赛第二”等理念与社会主义核心价值观强调的诚信与友善同样保持一致。

2. 路径相通

体育精神是社会主义核心价值观在体育中的表达。体育精神反映了人类追求进步、爱好和平、努力向上、超越极限的积极进取精神。新中国成立以来，一代代体育健儿和体育工作者通过艰苦卓绝的奋斗，形成了爱国主义、英雄主义、乐观自信、公平竞赛、集体主义、科学求实和无私奉献的精神，是中华民族的宝贵精神财富。在我国现代化建设的不同历史时期，一次次增强了全民族的凝聚力和向心力，向全世界展示了中华民族自强、自信的精神风貌。在一定意义上讲，中华体育精神是社会主义核心价值观的有机组成部分，也是社会主义核心价值观在体育实践中的重要表现形式。

其一，体育精神促进了国家经济、政治、文化和社会的发展。体育已成为人们生活中不可或缺的一部分，体育对促进国家或地区经济增长的作用不言而喻，体育精神文化软实力对国家或地区的影响也是深远的。其二，体育精神彰显了自由、平等、公正和法治的要求。运动健儿在竞赛场下遵守团队纪律，在竞赛场上严守竞赛规程，恪守体育法律法规，自觉遵守比赛秩序和竞争法则，坚决反对使用任何形式的兴奋剂提高运动成绩，显示了竞技体育的自由、平等、公正和法治。其三，体育精神营造了爱国、敬业、诚信和友善的氛围。中国体育人以祖国至上的爱国精神作为精神支柱，大家恪尽职守、埋头苦干，彰显了对祖国的深厚感情。在竞赛场上，中国体育健儿不畏强手、顽强拼搏，为祖国争得了一个个荣誉。这种情怀激励着各行各业的中国人努力工作、报效祖国、乐于奉献、勤勉敬业，在所从事的岗位上做出成绩，为建设有中国特色的社会主义伟大实践做出自己的贡献。

3. 意义独特

体育精神的教育导向作用能够提升社会主义核心价值观培育的大众认同。体育精神的教育导向作用，就是引导人们从参与体育活动的实践中，练就优良品质和基本素质，不断激发社会的正能量，形成符合社会主义核心价值观要求的思想观念和行为规范。针对个人而言，体育精神能塑造个人完整、独立、健康的人格；针对社会而言，体育精神起到整合动作、指引规范、确立目标的作用；针对国家而言，体育精神可以引导和整合社会。

体育精神的社会发展功能能够促进社会主义核心价值观融入与转化。培育和践行社会主义核心价值观，需要扎根现实生活，把培育和践行社会主义核心价值观落实到社会实践中。体育运动由于范围宽广，所体现的体育精神对整个社会发展影响也十分深远。体育精神具有嵌入人们日常生活等优点，推动社会主义核心价值观融入社会生活的方方面面，聚集在精神层面，落实在实践之中，让核心价值观为人所需、为人所懂营造好的氛围，提升融入促转化，推动实践养成促优化。

体育精神的文化传承功能能够促进社会主义核心价值观的凝聚与强化。通过体育精神的文化传承，传递出健康的生活情趣、高尚的思想境界和积极人生的追求，不断提高国民的人文素质和认知水平。为此，要发挥精神文化产品育人化人的重要功能，培育社会主义核心价值观重视文化本身的引导、熏陶作用，通过体育精神具有的文化传承功能，在社会中弘扬真善美，贬斥假恶丑，促进形成明确、完整能被中国社会各阶层所接纳、认可的社会主导价值观。

第三节 兴奋剂对精神与价值的危害

2004年1月，国务院令第398号发布了《反兴奋剂条例》，其第一条指出："为了防止在体育运动中使用兴奋剂，保护体育运动参加者的身心健康，维护体育竞赛的公平竞争，根据《中华人民共和国体育法》和其他有关法律，制定本条例。"2005年10月在联合国教科文组织的第33次会议上正式通过了《反对在体育运动中使用兴奋剂国际公约》，其中申明 "体育运动应当为保护健康，为道德、文化和体育，以及为促进国际理解和和平发挥重要作用"并"对有运动员在体育运动中使用兴奋剂，并由此对涉及者的健康产生的影响、对公平竞赛的原则及杜绝欺骗行为和体育运动的未来发展表示关注……使用兴奋剂问题使教科文组织的《国际体育运动宪章》以及《奥林匹克宪章》体现的道德原则和教育价值观受到危害"。由此可见，兴奋剂对运动员身体健康的伤害和精神价值的损害至少构成了其负效应的两个层面，而其中的精神和价值的危害更为恶劣和严重。

一、个体层面的危害

使用兴奋剂违背了尊重人主体地位的价值观。尊重人是人类道德的最基本原则，其中包括尊重他人自主权，即尊重他们在有关他们自己事情上的自我决定权，同时尊重人也包括尊重人体和人类生命的尊严，尊重人的尊严基于对人的内在价值的认同。人具有自主性，不能仅仅被当作工具、手段对待。使用兴奋剂，不仅有悖于伦理原则，同时也有悖于奥林匹克精神。这既是对其他运动员的不尊重，也是对自己的不尊重；不仅是懦弱表现，也是道德缺陷，为奥运精神所不容，为所有热爱体育的人们所鄙视。当运动员靠使用兴奋剂夺得金牌的同时，人的尊严和相互尊重已不复存在。

使用兴奋剂违背了伦理学中的不伤害原则。不伤害原则是指当个人生命健康利益与社会利益相冲突时，必须要始终将个人生命健康放在首位。兴奋剂在提高运动成绩的同时，给运动员带来的却是对生命健康更严重的伤害。运动员使用兴奋剂而引发疾病甚至死亡的实例屡见不鲜，1960年罗马奥运会上，丹麦运动员克努德·詹森（Knud Enemark Jensen）在参加100公里自行车计时赛时突然摔倒在地上，当人们去搀扶他时，发现他已经死亡，经过尸检发现，詹森的死因是由于服用了过量的苯丙胺和酒精的混合剂而导致猝死。“詹森事件”作为奥运历史上因服用兴奋剂而猝死在赛场上的第一例，使人类意识到了使用兴奋剂的严重性和危害性。

使用兴奋剂违背了人从事体育运动的根本目的。体育被赋予为人的全面发展服务的重要功能，通过体育锻炼和各种形式的竞技，培养人的智力、意志和情感，养成健康的生活方式，把在体育运动中形成的各种能力内化为良好的思想道德素质和高尚品格。可是在体育运动中滥用兴奋剂，却使人沦为药物的奴隶和牺牲品。在当今竞技体育中，一旦人们追求精神价值的崇高目的偏转，将不顾一切追求比赛的胜利作为最直接的动机，就会导致兴奋剂的大泛滥，靠药物的作用改变生理机能来谋取竞赛利益，不会给人带来真正的乐趣，反而丧失自我。使用兴奋剂异化了体育的目的，带来了不求进取、弄虚作假、欺世盗名等不良的生活方式和趣味，毒害人的心灵。总之，兴奋剂颠倒了体育运动中目的和手段的关系，把体育的目的异化为不惜一切代价获取胜利，在兴奋剂的冲击下，体育运动的目标在失落。

二、群体层面的危害

奥林匹克运动以竞技运动为其主要活动内容，其最本质的特征就是比赛与对抗。在直接而剧烈的身体对抗和比赛中，运动员的身体、心理和道德得到良好的锻炼与培养，观众也得到精神上的娱乐享受和潜移默化的教育。但是，所有这些只有在公平、公正的基础上竞争才有意义。《奥林匹克宪章》明确规定：公平竞赛是奥运赛事的根本原则，要“努力使运动中普遍贯彻公平竞争的精神”。所谓公平竞争，就是要保证参赛运动员以相同的身体条件在同一场地中共同遵守同样的比赛规则进行竞赛。公平竞争是体育道德的基本原则，也是体育存在的基础。离开公正原则，就无所谓体育竞技可言了，正是有了公正、公平的竞争，体育竞技才有意义。

在竞技体育运动中使用兴奋剂，目的是以欺骗手段来提高比赛成绩、获取奖牌，在本质上是一种破坏公平、公正的行为，违反了公平竞争原则，这种行为本身就是对奥林匹克精神的亵渎；一旦依靠这种不光彩手段实现目的，就导致了权益天平严重倾斜，直接损害了其他选手的公平竞争权益，严重违背了竞技体育的公平与公正。如果允许使用兴奋剂，一个杰出的、努力奋斗的运动员就很可能输给一个训练水平比他差但服用了兴奋剂的对手，这样就破坏了公平竞赛原则，改变了体育运动的本质，从根本上导致体育运动的畸形发展。成功应该是通过科学训练来提高一个人原有的能力而获得的，使用药物来提高运动成绩是一种欺骗行为，在体育比赛中是不允许的。因此，借助使用兴奋剂来提高成绩不但违背了体育运动公平竞赛的精神，更是违反体育道德和体育法规的非法行为。

兴奋剂滥用还带来了许多认识上的误区，如“所有人都在用，自己不用吃亏了”“出成绩的最佳办法就是用药”“用兴奋剂出了成绩有名有利，可以补偿身体受的损失”等。公开否认，查出后抵赖，甚至集体做伪证，打药物的“时间差”，抢用新药等，一时间搞得体坛乌烟瘴气。使用兴奋剂就等于不劳而获，少劳多获，骗取功名利禄，污染人们的心灵。它诱使人们在体育竞赛中丧失了精神自律的力量，破坏了公平竞争的原则，在更大范围上带来了行为的失范、荣辱的颠倒、是非的混淆，从而动摇了体育道德的基础。在兴奋剂泛滥的现实面前，人们开始怀疑、反思奥林匹克倡导的公平竞争，这对那些信奉奥林匹克精神、严格遵循奥林匹克竞赛原则的运动员和体育组织来说，无疑是极大的不公平。

三、国家社会层面的危害

兴奋剂的使用不仅损害了运动员的身心健康，从伦理道德上违反了体育运动的公平原则，随着体育对社会各方面的影响和辐射的扩大，其所释放的弊病已远远超出了体育范围，波及政治、经济等领域，成为一个涉及诸多因素的复杂社会问题。

当今社会，体育具有很强的政治功能，运动成绩的好坏，往往成为一个国家综合国力的象征。当发展体育事业成为国家行为的时候，兴奋剂便悄然地渗入政治生活，成为政治腐败的一种表现形式。首先，曾经有些国家借助行政力量开发和研制兴奋剂，有组织、有计划地让运动员服用，以此提高比赛成绩，为的是通过比赛夺取更多的冠军来证明某种制度和意识形态的优越性。这种愚蠢的行径，不仅残害了青少年，破坏了体育的公平竞争，而且损害了国家的形象。其次，兴奋剂纵容公开的欺骗，毒化社会环境。在一些著名运动员不良的示范下，使许多兴奋剂的服用者不以为耻，反以为荣。由于竞技运动的职业化、商业化，使用兴奋剂是在某些官员、俱乐部老板、教练员和医生的共同参与下进行的，这些人违反职业道德，有时甚至丧心病狂地胁迫、诱骗运动员服药。再次，兴奋剂的研制和反兴奋剂的工作严重地浪费社会资源。实施兴奋剂检测需要购置大量高新技术仪器和设备、建立专门的兴奋剂检测实验室、聘用和培训大批掌握检测分析技术的专业人员，给国际奥委会等国际体育组织和各国政府及反兴奋剂机构带来巨额的财政负担，导致惊人的浪费。最后，兴奋剂还给社会带来许多不安定因素，如社会暴力。在20世纪80年代末，苏联对实施暴力而被逮捕的108人进行检查，发现其中20%的人使用了类固醇等兴奋剂；兴奋剂还导致了更多的社会犯罪，美国有200~300万人使用类固醇，每年在黑市购买此类药物的金额多达5亿美元。在巨额的暴利作用下，1993年至1995年仅美国就有295人因走私类固醇等兴奋剂药品而被逮捕。

总之，兴奋剂对体育精神和价值观的危害是深远和巨大的。如著名的体育记者戴维·米勒（David Miller）所指出的那样，“兴奋剂对奥林匹克运动和整个体育的严重威胁，远远大于体育运动的职业化和商业化。使用兴奋剂欺骗是从根基上打击体育的可信赖性，它比本世纪以来任何一种危害体育的弊病，都更加摧毁公众的信任”。

第二章 兴奋剂概述

兴奋剂（Doping）一词来自荷兰语“DOP”，最早为非洲祖鲁（Zulu）人的方言，特指一种用葡萄皮酿制的酒精饮料，非洲祖鲁族士兵会在打仗前喝这种饮料以提高战斗力。19世纪末，英语词典中第一次出现了“dope”一词，除解释为烈性饮料外，还指一种混合鸦片、大麻叶或咖啡豆专用于赛马的饲料。20世纪30年代，“Doping”一词已普遍用来专指兴奋剂。自从兴奋剂被定义为体育专用名词以来，它的内涵一直在发展，目前兴奋剂并不特指某一类具有兴奋作用的药物，也不仅仅是某些物质的集合，还包含了某些在竞技体育中禁止使用的方法。通过本章的学习，将使我们对兴奋剂有全面的了解和认识。

第一节 兴奋剂演变

一、 早期刺激性物质

1. 古希腊时期

从某种意义上讲，兴奋剂的历史就是运动员不择手段追求利益最大化的历史。古代奥运会举办之初，对于优胜者并不注重物质奖励，而是给予他们最高的精神奖励。优胜者会获得一顶由橄榄枝编织而成的桂冠。在古希腊人们对橄榄十分崇敬，认为这是雅典保护神雅典娜赐予人类的，是和平和幸福的象征。

古希腊奥运会鼎盛时，正值欧洲步入奴隶制社会，劳动生产力有了较大的提高，社会产品除维持人们的生活必需以外，开始有了剩余，私有制的产生使人们追求物质利益的私欲开始膨胀。随着优胜者地位的日益提高，物质奖励不断增加，竞技场上的优胜者已不再满足于那顶橄榄枝花环。许多城邦给予优胜者相当优厚的待遇，如免除优胜者所有的国家义务和赋税，甚至发给他们终身津贴，更有甚者在发生战争时优先晋升优胜者为带兵的将领。运动竞技失去了最初的意义，开始逐渐成为人们追求个人成功与获取巨额财富的工具。

在古希腊奥运会后期，出现了“流动的运动员”，他们周游各地，轮流参加各种类型的运动会比赛，从中谋取大量的奖品。这种职业运动员成为了一项热门的营生，这些职业运动员为了金钱而参加比赛，古代奥运会的理念和精神受到严重的扭曲。同时，营私舞弊、损人利己、行贿收买等一些腐败现象开始显露出来。更多的运动员开始寻求通过使用药物来增强体力或精神上的能力。他们希望通过摄取大自然的精华和大量动物蛋白的方式激发自身最大的运动潜能，或通过服用草药、有刺激性的植物等方法来提神醒脑和刺激身体某些机能，达到精神兴奋的目的。毕竟在那个时代，人们并不认为赛前喝点酒、咀嚼可可叶是一种不公平的行为。

2. 现代奥运会初期

19世纪末20世纪初，经历了文艺复兴和第一次工业革命的欧洲又迎来了第二次工业革命的浪潮，社会经济、政治、文化得到空前的发展，文艺复兴和工业革命激发了人们的潜能，文学艺术作品的创新，层出不穷的发明，谁都不知道明天会是一个如何崭新的世界。这个时期也是现代竞技体育兴起和发展的重要历史阶段，人们对竞技体育的追求从娱乐和金钱到达了新的精神高度。人们希望在充满挑战的时代不断战胜自我，挑战人类的极限，认为冠军带来的不仅是利益，更是自我价值的体现。这种理念已不仅仅是运动员个人的追求，甚至已经成为了国家、民族乃至全世界的梦想。在前几届现代奥运会的马拉松比赛中，真实记录下了这种狂热的震撼。

1904年，第3届夏季奥运会在美国圣路易斯举行。8月30日进行马拉松比赛，开赛后，人群、车辆，加上参赛的31名选手，几乎挤满了跑道。闷热的天气和飞扬的尘土，使人喘不过气来。美国选手弗雷德·洛茨（Fred Lorz）一马当先，跑在最前面，当他跑完12公里后，身体忽感不适，两腿抽筋，只好中途放弃了比赛，搭上一辆过路汽车回运动场。汽车开了17公里后，他自我感觉好些，要求下车继续向前跑。当他连走带跑第一个进入会场时，全场2000名观众，对他报以热烈的掌声，乐队奏起了美国国歌，观众、记者拥向这位胜利者的身旁。美国总统罗斯福的女儿爱丽丝·罗斯福授给他一枚金灿灿的奖牌并亲自为他拍照，作为

“冠军影集”的纪念品。但是时隔不久，跑在洛茨后面的另一名美国选手托马思·希克斯（Thomas Hicks）进入了运动场并对洛茨的名次表示了怀疑。洛茨辩解说，“我是来拿衣服的，一进入运动场，就看见了这样热烈的场面，我来不及解释”；后来他又表示，“我没有想拿金牌，这一切不过是逢场作戏”。最终洛茨被取消参赛资格并受到美国田联的惩处，被判从美国代表队中除名并且终身不得参加美国奥运会代表团。

骗局虽然被揭穿了，但是这种不问青红皂白对马拉松冠军狂热的追捧正是那个时代的真实写照。虽然马拉松冠军最后为希克斯获得，但是这位选手也不是“清白人”。事后他也被揭露在那次比赛中弄虚作假，而披露事实真相的正是他的教练，这位教练说，离终点还有7英里时，希克斯已经筋疲力尽跑不动了，很想退出比赛，我劝住了他，给他注射了两针，不断让他喝混有士的宁（strychnine）的白兰地。药力和酒精使希克斯处于高度兴奋状态，当他冲过终点后再也坚持不住，终于倒地不起，经紧急抢救才苏醒过来，在众人搀扶下走上领奖台，成为奥运史上一大奇闻。

希克斯是现代奥运会史上最早被记录的使用兴奋剂的运动员之一，尽管事后一些国家的代表对此提出抗议，但当时国际奥委会对比赛中使用药物没有任何规定，抗议自然毫无效果，希克斯也毫无内疚地走上领奖台，堂而皇之地戴上桂冠，希克斯的获奖感言竟是：“我宁可赢得比赛也不当总统。”

如果这一个事例还不够有说服力的话，那么4年以后1908年伦敦奥运会的马拉松赛场，带给我们更加震撼的场面。

1908年，第4届夏季奥运会在伦敦举行，马拉松比赛有16个国家的56名运动员参赛。因为英国王室成员的到来，各界名流也来了不少，大会组织者特地将出发点安排在温莎城堡的草坪前，终点设在运动场王室成员的包厢前（整个距离为42.195公里，也因此成为目前世界马拉松比赛的规定距离，之前马拉松比赛全程是马拉松镇至雅典之间的距离，约40公里）。

1908年7月24日马拉松比赛开始后，身着19号运动衫的意大利糖果商多兰多·皮特里（Dorando Pietri）一马当先跑在最前面，他虽然身材矮小，但步伐轻快并始终领先。2个多小时后，当他第1个跑回赛场内时，全场欢声雷动，但让人吃惊的事发生了，面对终点，他竟掉头向相反的方向跑去，显然，他已经神志不清了，工作人员只好帮他调正方向，后因疲劳过度，他几次摔倒在地，最后由工作人员马克斯韦尔·安德鲁斯（Maxwell Andrews）和博尔格医生搀扶他走过了终点线。第二天的《纽约时代周刊》（New York Times， 25 July 1908）刊发了马克斯韦尔口述的现场见闻：当时，多兰多步履蹒跚、跌跌撞撞地跑进赛场，距离终点就剩几码了，他跌倒了，我想帮他起来，但博尔格医生希望他能再坚持一下。我只好告诫他，这样会导致犯规，但是他已精疲力竭，无法再爬起来，我只好托起他的腿，同时博尔格医生给他按摩维持他的心跳，我们把他搀扶起来，小心翼翼地跟在两旁，担心他摔倒碰到头部。他刚刚到达终点后，就一下子摔倒在我俩的胳膊里，博尔格医生告诉我他服用了士的宁。

因皮特里是在医生和工作人员的帮助下越过的终点，所以他没有成绩。但人们仍然被他的顽强精神所感动，英国国王甚至在包厢里接见了他。第2天，在隆重的颁奖仪式上，英国的亚历山德拉王后为了表彰他的进取精神，授予了他一只与冠军一样的金杯。在当时，多兰多·皮特里因服用大量含士的宁成分的药酒而造成的精神反常没有人去深究和谴责，他的名字反而以另一种方式——挑战身体极限的顽强精神，载入奥林匹克运动史册。

还有一个例子更能说明当时人们在运动中服用药物的原因。19世纪末20世纪初，英国和美国有一项非常流行的运动叫超级马拉松（Ultramarathoning），无论运动员是跑还是走，6天6夜之后，行进路程最长者将获得这项比赛的冠军。通常冠军的成绩都超过800公里，在1884年的一次比赛中，英国选手乔治·海泽尔（George Haezel）竟然行进了966公里。在6天6夜马不停蹄的行进中，教练团队为他提供各种营养品保持体力，包括压缩乳制品、香槟和白兰地、颠茄制剂和士的宁，以及含吗啡的热饮。

这个时期，竞技体育另一个巨大的变化是从“贵族”走向“贫民”，更多来自社会底层的运动员为了改变“出身”加入到职业运动员的行列，为了追求锦标，他们更能吃苦。受工业化生产的影响，出现了高强度的专业训练方法，运动员面临的最大问题是训练和比赛后的伤病疲劳，他们普遍希望通过药物克服身体极限、消除疲劳。无疑，在工业革命中，医药、化学等学科有了突飞猛进的发展，士的宁、奎宁、咖啡因、可卡因等物质的提取及合成，不仅解除了人们患病的疾苦，同时也大大丰富了运动员用药的选择。

在现代奥林匹克运动发展的最初阶段，在那个新鲜事物层出不穷，社会发展日新月异的时代，社会名流们在各种聚会上以吸食刺激类药物为乐，很多艺术家和科学家也认为药物可以给他们带来创作灵感，工厂老板更是把刺激类药物作为奖赏，奖励那些日夜加班任劳任怨的好员工。因此，当时运动员使用刺激类药物不仅不是什么不光彩的行为，而且是一种时尚。

二、兴奋剂定义

第二次世界大战结束后，国际体育运动得到全面恢复，在冷战思维模式下，很多国家希望本国运动员能在竞技体育的“战场”上打败对手。在二战中被用来抗疲劳和提振士气的甲基苯丙胺（methylamphetamine）成为最受运动员喜爱的兴奋剂，服用兴奋剂的运动员人数急剧增长，滥用兴奋剂给刚刚恢复元气的竞技体育蒙上了深深的阴影。

1952年，在挪威奥斯陆（Oslo）举行的冬季奥运会上几名速度滑冰运动员因服用苯丙胺（amphetamines）而在预赛中虚脱，后经医生的救治转危为安。1960年的罗马奥运会上，丹麦自行车运动员克努德·詹森（Knud Enemark Jansen）因服用苯丙胺过量在公路自行车赛中死亡。1964年东京奥运会时，清洁工从奥运村的盥洗室里清理出大量运动员使用后丢弃的药瓶和注射器。英国历史上最杰出的自行车运动员、1965年世界冠军汤米·辛普森（Tommy Simpson）更是在1967年因服用苯丙胺死于环法自行车赛道上。

20世纪60年代兴奋剂之所以泛滥，与药物学的迅速发展密切相关。一是药物的实验研究得到发展，人们发现了药物的更多功效；二是产生了一批针对性强、作用大、毒性相对较小的高效药物。人们从中发现了提高运动成绩的“诀窍”，除了刺激剂外，合成类固醇之类的药物开始广泛被一些运动员使用。

为了应对竞技体育赛场上日益泛滥的兴奋剂问题，1967年国际奥委会医学委员会改组，并宣布在1968年法国格勒诺布尔（Grenoble）冬季奥运会上对运动员试行某些禁用物质的检查。国际奥委会医学委员会把这些列入检查范围内，禁止在奥运会上使用的物质统一命名为“Doping”。

当时国际奥委会对Doping的定义是：运动员使用任何形式的药物或以非正常量或通过不正常途径摄入生理物质，企图以人为的或不正当的方式提高他们的竞赛能力，即为使用兴奋剂。

1968年，国际奥委会在总结格勒诺布尔冬奥会兴奋剂检查的基础上，在墨西哥城（Mexico City）夏季奥运会上正式实施全面的兴奋剂检查，并在奥运会前正式公布了一份在奥运会赛场上禁止使用的物质清单，简称《禁用清单》

（Prohibited List）。因当时在这份《禁用清单》中以具有兴奋作用的物质为主，所以我国的反兴奋剂工作者在翻译时将禁用物质“Doping”一词直译为“兴奋剂”，尽管后来“Doping”的内涵发生了很大变化，禁用的物质越来越多，有些并不具有兴奋性（如利尿剂），有的甚至还是抑制性的（如心得安），而且在《禁用清单》中不仅列出禁用物质还包括一些禁用方法，但在我国竞技体育中对禁止使用的物质和方法的统称依然沿用“兴奋剂”这个专有名词。

三、新型兴奋剂不断涌现

自从国际奥委会正式在奥运会上实施兴奋剂检查以后，检测士的宁和苯丙胺等刺激类物质的方法不断提高，服用刺激类兴奋剂的运动员已明显减少，取而代之的新型兴奋剂是合成代谢类固醇。最初只是健美、举重项目中的那些重量级运动员以及田径中投掷项目的运动员使用，主要是为了增大肌肉块头和力量。随着类固醇大量合成生产，运动员使用成本的降低促使其使用范围不断扩大，其他项目的运动员发现，合成代谢类固醇不仅能增加肌肉力量，还能促使大运动量训练后的身体机能快速恢复，渐渐地被大多数项目的运动员广泛使用。

20世纪60至80年代被称作兴奋剂的“类固醇”时代，产生这一现象的主要原因，是药物的实验研究得到很大的发展，除了不断挖掘和发现已有药物的更多功效外，对类固醇的开发生产和使用的研究发展迅猛，新产品不断涌现，有大力补、康力龙、康复龙、苯丙酸诺龙、睾丸酮、乙诺酮等几十种之多，甚至还出现了专门以使用兴奋剂为研究对象的科研机构。

1974年，检测合成类固醇的新方法终于研发成功。1976年，国际奥委会将合成代谢类固醇正式列入《禁用清单》中。在随后几届奥运会上一大批使用合成类固醇的运动员纷纷落马。

在1984年美国洛杉矶奥运会上，美国自行车队不可思议地获得了9枚奖牌。赛后，美国奥委会披露，美国自行车队的一些队员在赛前接受了血液回输。研究表明，比赛前几天通过输血增高红细胞水平，可在一定程度上提高长时间耐久力项目的运动成绩。

血液回输有两种途径，一是自身血液回输，另一种方法是异体输血。无论采用哪种输血方法，都有难以避免的损害健康的危险。输血使人体内的血量突然增加，会引起血压升高，加重心脏负担，造成超负荷，出现心力衰竭或代谢性休克。如果输入他人的血，则会出现过敏反应或因血型不合引起急性溶血反应，以及带来感染病毒性肝炎和艾滋病的危险。于是，在1988年汉城奥运会前，血液回输方法被国际奥委会禁止。

虽然血液回输方法被国际奥委会定义为血液兴奋剂遭到禁用，但运动员和教练们已看到了血液兴奋剂带来的利益。当人工合成促红细胞生成素（Erythropoietin，以下简称EPO）出现在市场上时，立刻受到运动员们的青睐。促红细胞生成素顾名思义能促进体内红细胞的生成，让血液给肌肉输送更多的氧，从而使肌肉更有力、工作时间更长，在长距离耐力项目上效果尤为突出。近年来，在自行车比赛中多次爆出运动员使用EPO的兴奋剂丑闻。

2004年雅典奥运会前夕，美国旧金山巴尔科实验室传出惊人的兴奋剂丑闻，其向运动员提供特制的合成类固醇——四氢孕三烯酮（Tetrahydrogestrinone，以下简称THG）。这是一种专为运动员精心设计的兴奋剂，在美国联邦调查局（FBI）掌握的证据中，一批美国名将都是THG的使用者，其中就包括三次获得国际田联最佳运动员和杰西·欧文斯奖的美国短跑运动员马瑞恩·琼斯（Marion Jones）。2007年10月5日，昔日世界第一“女飞人”终于在法庭上承认在2000年悉尼奥运会期间使用了兴奋剂。随后，琼斯宣布退役并向国际奥委会退还了在悉尼奥运会上获得的5枚奖牌。

就在合成代谢类固醇不断推陈出新的同时，新一代血液兴奋剂产品又诞生了——培促红素β，一种持续性红细胞生成受体激动剂（Continuous Erythropoietin Receptor Activator，以下简称CERA），它在体内的作用时间几乎是EPO的近20倍。由于制药公司与世界反兴奋剂机构积极合作，针对CERA的新检测方法很快被研制出来。

2009年环法自行车赛结束后，在对采集样品的复检中发现这种新型兴奋剂CERA已被运动员广泛使用。根据这一新情况，国际奥委会决定对北京奥运会的样本进行复检，结果5名运动员被查出CERA阳性，其中包括男子1500米跑金牌获得者和自行车公路个人赛银牌获得者。

2016年巴西里约奥运会前，国际奥委会再次对北京奥运会和伦敦奥运会的样本进行复检，结果发现3例生长激素释放肽（Growth Hormone Releasing Peptide，以下简称GHRP）阳性。这种在2015年才被列入《禁用清单》的物质，虽然在临床上仅作为生长激素检测用的试剂，但已经被一些不计后果的运动员作为兴奋剂使用。

近年来，发达国家都在积极开展关于基因治疗技术的研究和试验，并相继取得了重大成果，这种技术将使人类治疗疾病的方式产生革命性的变革。但是，许多体育界和医学界的人士已开始担心，有朝一日运动员会滥用基因技术提高运动成绩，这一担忧已引起国际体育组织和反兴奋剂机构的高度关注和警惕，基因兴奋剂，正在成为国际体育界面临的新课题。

第二节 兴奋剂滥用

一、兴奋剂滥用现象

兴奋剂滥用（Doping Abuse）是20世纪60年代国际上开始采用的专用词汇，指违背了公认的医疗用途和社会规范，仅仅为了提高运动成绩而使用兴奋剂物质的行为，这种行为往往对用药者的身体和心理健康，以及体育运动本身造成严重伤害。

药物是人类用来治疗或预防疾病而使用的一种物质，造福人类是药物的最大功用。从病理学上讲，当人体的机能、代谢和形态发生变化，出现不平衡和偏差时，人就会生病，生病时服用药物的目的在于矫正体内出现的偏差和不平衡，恢复人体正常的生理机能。兴奋剂中的大部分都具有治疗疾病的作用，发明这些药物的初衷是治病救人，给人类带来福音。

药物使用中有一种现象，称为“作用偏移”。如阿司匹林本属于解热镇痛药，但它也会对心血管系统产生影响，这种影响对人体是有益的，于是人们可以利用其来治疗或预防血栓、心肌梗死等多种疾病，这是一种良性的偏移；还有一种属于恶性偏移，就是利用药物改变某种生理结构和机能来寻求精神刺激或达到特殊目的，这就使药物的偏移作用被“异化”。

药物“异化”的突出表现就是药物的滥用，即人为改变药物用途，用于非治疗的其他目的。滥用药物，对人体的作用是恶性的，有损人体的健康。麻醉剂、刺激剂之所以成为毒品，类固醇、EPO、生长激素（以下简称hGH）等之所以成为兴奋剂，就是滥用了药物的偏移作用，“异化”的结果。

随着人类使用的药物由天然物质向人工合成物质的发展及竞技体育竞争的日趋激烈，药物开始进入体育，滥用于体坛。药物与体育运动结合的恶果就是兴奋剂。

体育运动的生理基础是身体素质，身体素质是人体在体育运动中表现出来的力量、速度、耐力、灵敏性和柔韧性等能力。能力的大小取决于肌肉的生理特点、肌肉工作的状况、内脏器官及神经内分泌系统的调节作用等。某些药物的属性恰恰可以介入人体的生理系统，使人的肌肉解剖生理结构与机能、神经内分泌系统和能量的供给系统发生有利于体育运动的转变，从而提高竞技者的运动成绩。

早在1849年科学家通过公鸡阉割实验已经知道了睾丸是促进男性性功能的主要器官，直到1929年才从牛的睾丸中提取到有效活性物质，当时把此类物质称为睾丸素。进入20世纪30年代后，科学家创造了更多的提取纯化睾丸素的方法，并从动物体内及其代谢物中提纯并人工合成了这类具有雄性激素作用的物质，因这类物质具有相同的基本类固醇结构统称为合成代谢雄性类固醇（Anabolic Androgenic steroid，以下简称AAS），因这类物质还具有促进蛋白质合成和减少氨基酸分解的特征，可促进肌肉骨骼增长，在当今兴奋剂分类中，蛋白同化制剂（Anabolic Agents）是最大的一类，也是运动员滥用最多的物质。

加拿大反对滥用药物组织主席鲍勃·戈德曼（Bob Goldman）指出，最早服用雄性合成类固醇而在比赛中获胜的著名女子运动员有：苏联的欧洲女子200米跑冠军玛丽娅·伊特基娜、罗马尼亚的女子跳高世界纪录创造者艾·巴拉斯以及苏联的普雷斯姐妹（奥运会女子五项全能冠军依莉娜·普雷斯和被称为“列宁格勒之花”的1964年奥运会女子铅球和铁饼冠军塔玛拉·普雷斯）。戈德曼说，任何人只要看一眼这些“女人”，便会留下深刻的印象。因为服用雄性合成类固醇可增强女运动员的肌肉力量和进取欲望，使她们在肉体上、精神上和感情上变得更像男人。

在1964年奥运会期间，英国运动员的一项调查显示，15 % 的运动员将使用某种形式的药物作为备战1964奥运会的一部分。一些美国教练和医生甚至认为使用药物是他们的爱国义务，一些运动员也认为为了国家和个人荣誉即使承担一些风险也是值得的。罗恩·皮克林（Ron Pickering）（一名英国田径队教练，后来做了20年的BBC体育评论员）在奥运期间曾亲眼目睹美国队在早餐时服用各种药物——维生素和大力补。

美国链球选手哈尔·康诺利（Hal Connolly）是1956年墨尔本奥运会金牌获得者，虽然在东京奥运会上他只获得了链球第六名，但他的世界纪录保持了将近

10年之久。1973年他向美国国会调查委员会承认，从1964—1972年他“痴迷”于类固醇。他的第一个世界纪录是1956年的68.54米，他最后借助类固醇创造的世界纪录是1965年的 71.26米，停药后他的比赛成绩迅速下滑。

由于一直没有研究出准确而可靠的检测方法，国际奥委会迟至1975年才将合成代谢雄性类固醇列为禁用物质，1976年的蒙特利尔奥运会上，共有11名运动员兴奋剂检查结果阳性，其中8人服用了合成代谢雄性类固醇。1984年的洛杉矶奥运会上被查出的12名服用兴奋剂的运动员中，有11人是合成代谢雄性类固醇类物质阳性。在1988年汉城奥运会上，终于爆出了世界体坛最大的兴奋剂丑闻，当时世界“第一飞人”加拿大著名短跑运动员本·约翰逊（Ben Johnson）被查出服用合成代谢雄性类固醇——康力龙，从而被取消金牌并被禁赛。

自从1968年国际奥委会在奥运会上实施兴奋剂检查以来，至2016年巴西里约热内卢（Rio de Janeiro）奥运会已查出兴奋剂违规将近250例。随着国际奥委会对现有样本实施10年追溯复检等手段，阳性数量还在不断增加。

二、兴奋剂滥用范围不断扩大

兴奋剂滥用不仅局限在专业运动员中，可怕的是越来越多业余运动员为了追求更好的成绩也在使用违禁物质，由于缺乏专业指导，造成的危害更加严重。

英国医学会道德规范和科学委员会主任内桑森表示，为提高运动成绩而滥用药物的情况已经不仅仅局限于优秀运动员的范围，它已经成为公众卫生健康的问题。如果有上万人使用类固醇，我们就会在这一特殊人群中看到心脏病和肝癌的小型流行期，不论这些人健康与否或锻炼的次数多少。

英国医学会发表的一项报告指出，“在英国至少有超过15万业余男、女运动员不顾自己今后的身体健康而冒险使用合成代谢类固醇和其他违禁药物来提高运动成绩。其中，健美运动员服用药物的情况最突出，这些运动员使用类固醇已变得相当普遍。这些献身健美运动的类固醇使用者服用的剂量要比一般医疗用途的剂量大10～30倍，使用者会把类固醇与其他药物或食物添加剂进行混合后服用，而这在日后会对他们的身体健康产生非常危险的后果。”

近年来，使用兴奋剂有向低龄化发展的趋势，如国外很多青少年认为服用类固醇可以增强肌肉。英国药物检测机构曾发布调查报告称，英国16~25岁的年轻男性（包括自由职业者、建筑工人以及学生）越来越热衷于使用合成代谢类固醇，他们把使用这种药物作为达到健美体格的捷径，他们希望使用类固醇后，可以增强肌肉力量，在公众场所“秀”出自己的完美身材。

美国一些学者的调查也显示，在高中里三分之二服用过类固醇的女生并不是运动员，相当一部分人并不需要用类固醇来提高自己在赛场上的成绩，她们只是把服用类固醇作为一种控制体重和减肥的手段，以为服用类固醇能使自己变苗条，得到和模特影星一样的“魔鬼身材”。她们除了服用类固醇外，还滥用其他药物，如利尿剂、安非他明和轻泻剂，饮食不规律，她们只想“立竿见影”而不计后果。

在我国的中考和高考体育加试中，特别是在报考体育专业的考生中已有使用兴奋剂的案例发生，甚至出现在校园里推销兴奋剂的现象。兴奋剂已不仅仅是体育界的梦魇，而且已经成为社会问题之一。

这种使用兴奋剂向低龄化发展的趋势不仅引起体育工作者的极度不安，也引起了许多国家政府的高度重视。2007年11月，在西班牙首都马德里召开的世界反兴奋剂大会上，首次对《世界反兴奋剂条例》进行修改，其中非常重要的一点是将反兴奋剂的教育提升到了新的高度。时任国际奥委会主席罗格在大会开幕式上特别指出，“兴奋剂的影响范围已大大超过了奥林匹克运动的国界，体育界和各国政府的合作是非常必要的……我们要创造一种环境，使得冠军的光芒成为儿童、家长和体育大众的榜样。”

第三节　兴奋剂的危害

一、对身体的伤害

兴奋剂中的很多药物发明之初都是为了治病救人，偏移、异化作用大多属于药物的副作用。因此在治疗过程中医生用药要严格控制用药的剂量，尤其对一些副作用较大的药物，医生在利弊取舍之间更是要反复权衡并严格监控。然而，运动员为了提高运动成绩，只看到某些药物的异化作用而不计后果，当这些药物作为兴奋剂使用时，用量往往是正常治疗用量的数倍甚至数十倍，会对身体和身心健康造成直接的危害，许多副作用甚至要在数年或数十年之后才会逐渐表现出来。

比如，长期使用刺激剂和麻醉剂会导致成瘾性；长期使用合成类固醇会使人暴躁易怒、肌腱脆弱、性征改变；长期使用生长激素会导致人体肢体和器官的变态生长；使用EPO会导致血栓，严重者会由于心脏痉挛而死亡；各种激素类药物都会导致内分泌失调，对内脏器官尤其是肝脏和肾脏等造成严重的伤害，甚至引起癌症；使用血液回输方法时可引起急性失血、过敏等反应以及超负荷的血液循环引起的心力衰竭等。

一般说来，使用兴奋剂对身体机能和心理健康的主要危害如下。

（1）出现严重的性格改变；

（2）产生药物依赖性；

（3）导致细胞和器官功能异常；

（4）产生过敏反应，损害免疫力；

（5）引起各种感染（如肝炎和艾滋病）；

（6）严重的可导致心力衰竭甚至猝死。

本节仅以合成代谢类固醇为例，说明兴奋剂对人体健康的危害程度。

（1）类固醇对内分泌系统的影响。类固醇会严重地打乱体内正常激素产生，男性包括精液数量减少、睾丸萎缩、前列腺肥大、雄性激素衰竭和乳房增大。女性则表现趋于男性化，如月经不调和闭经、乳房扁平、体内脂肪减少、皮肤粗糙、阴蒂增大、声音变低、体毛增多、头发变少。长期使用会使这些副作用不可逆转。

（2）类固醇对骨骼肌系统的影响。大量的外源性激素可以使青少年的身体快速成长，但当激素达到一定水平时，骨骼会停止生长，使用者永远不会再有身高上的变化。

（3）类固醇对心血管系统的影响。类固醇可以引发一系列心血管疾病，比如心脏病和中风。因为类固醇可以改变体内脂蛋白的水平（脂蛋白起到把胆固醇带入到血液中的作用），尤其是口服类固醇可以提高低浓度脂蛋白，同时降低高浓度脂蛋白水平，结果造成脂类物质储存在动脉中，阻碍血液循环，血流速度降低会引起心脏病发作，大脑血流不畅会引起中风。如果引起血液在血管中凝块，则会形成血栓，引发心肌梗死。

（4）类固醇对肝脏的影响。类固醇对肝脏的影响非常明显，尤其口服类固醇须经肝脏分解吸收。以提高类固醇的利用率为目的，一些新研制的口服类固醇为避免在肝脏被快速分解而改变分子结构，使类固醇可以在体内增加循环，然而多次循环就要多次经过肝脏，结果给肝脏造成更大的伤害，轻者形成胆汁阻塞，重者可以引发肝脏内产生肿瘤和血囊肿，如果肿瘤和囊肿破裂，将会引起内脏大出血。

（5）类固醇对肾脏的影响。类固醇经由肾脏过滤和排泄有毒的代谢物，因服用类固醇造成的血压、水和电解质平衡的变化都会让肾脏承受更大的压力，比如产生深色尿，严重的可发生血尿和肾脏肿瘤。

（6）类固醇对皮肤的影响。类固醇可以引起痤疮、粉刺、脓包、脱发和皮肤大量出油。

（7）类固醇对行为的影响。科学研究表明，类固醇使用者，特别是大剂量使用者平时表现非常易怒并且具有很强的暴力倾向，值得关注的是长期使用类固醇也会产生药物依赖，停药后会变得抑郁。

（8）其他可能的副作用。常见的有头痛、恶心、关节软骨损伤、肌腱变脆断裂、过敏性休克等。

使用类固醇还可以引发一系列的传染病。许多类固醇使用者在注射时不注意卫生条件和注射技术或与其他人共用针具，造成交叉感染如乙肝、丙肝和艾滋病等病毒；细菌还会引起注射点脓肿，严重的可能感染上致命性的心内膜炎，给使用者的生命带来极大的威胁。

不同种类的兴奋剂会产生不同的副作用，在第五章第二节“兴奋剂解析”中将分类详细介绍。

二、对体育运动的危害

在谈到兴奋剂危害时，人们首先想到的是对身体机能造成的危害，其次是个人声誉、集体名誉乃至国家荣誉受损。因为只有在国际大型综合运动会和世界锦标赛的赛场上，才会为获得优胜的个人和代表队升起国旗，奏响国歌。这份荣耀和自豪是任何其他领域都无法比拟的，因此，在竞技体育的赛场上，容不得任何侮辱这份荣耀和自豪的行为。

伴随科学发展、技术进步，一些兴奋剂的副作用变得越来越小，对于那些不会对运动员身体造成巨大危害的兴奋剂，对于那些不升国旗、不奏国歌的赛场，是否就可以允许使用兴奋剂？答案是否定的。

因为使用兴奋剂不仅仅是对运动员个人身体机能的损伤和对国家荣誉的伤害，更重要的是使用兴奋剂严重危害了体育运动自身的发展，是对竞技体育原则的伤害。

由于历史的原因，兴奋剂给奥林匹克运动带来的困扰挥之不去，最突出的就是对冠军的置疑、对纪录的怀疑、对优秀成绩的存疑。每当一个新的冠军产生、一项新的纪录诞生，人们再也难以抱着一种纯洁和虔诚的心境去崇拜体育明星和膜拜世界纪录。前世界反兴奋剂机构主席庞德表示，兴奋剂危机映照偶像的黄昏。

一位获得过奥运奖牌的运动员就曾深感失望地说，泰勒·汉密尔顿（Tyler Hamilton）曾是我在科罗拉多大学自行车队的队友，当他获得2004年雅典奥运会自行车计时赛金牌时，我很高兴，在一项深受兴奋剂丑闻困扰的运动项目中，有一个我仰慕的人凭借勤奋努力诚实地登上了巅峰。但是不久之后，兴奋剂检测显示他也作弊了，他使用了血液兴奋剂，借此提高血液的携氧能力。事件发生后，泰勒的支持者开始出售“我相信泰勒”的T恤，他也将粉丝捐献的钱用于自我辩护。但是，针对他的证据越来越多，而且无可辩驳，我不相信在大学时认识的泰勒是一个骗子或说谎者，于是我当面质问他是否作弊，他盯着我的眼睛告诉我，他没有说谎。可残酷的现实是，在被联邦调查员传讯后，汉密尔顿最终承认作弊并归还了奖牌。我信任的世界瞬间崩塌了。

奥运英雄的堕落给体育运动蒙上了一层怀疑的阴影，兴奋剂使用者伤害的不仅是被他们窃取奖牌的对手，还有那些勤奋诚实的运动员。因为他们的牵连，这些干净的运动员也不得不面对质疑，这对于以社会精神激励为手段的竞技体育不能不说是一个悲哀。

体育精神的核心是在道德规范下的公平竞争精神。使用兴奋剂使体育比赛变得不再公平，有悖于基本的诚实和公平竞争的体育道德，这种欺骗行为是对体育道德与公平竞争严重的背叛。

“兴奋剂就是死亡”（前国际奥委会主席萨马兰奇语）。

“使用兴奋剂是体育的第一杀手”（前国际奥委会主席罗格语）。

兴奋剂不仅会毁掉体育的现在，更会扼杀体育的未来。

第三章　世界反兴奋剂体系的建立与发展

反对在竞技体育中使用兴奋剂的历史，大体上经历了3个主要的阶段。20世纪60年代以前，反兴奋剂处于各自为战的阶段，由于没有科学的检测方法和明确的处罚手段，这个时期反兴奋剂基本停留在道义上的谴责和告诫。1961年国际奥委会医学委员会成立后，特别是1967年国际奥委会医学委员会重组，比利时的亚历山大·德·梅罗德（Alexandre de Merode）亲王担任国际奥委会医学委员会主席以后，世界反兴奋剂格局发生了巨大的变化，世界反兴奋剂斗争在国际奥委会领导下，终于从各自为战到逐步达成共识。1999年11月10日，世界反兴奋剂机构在瑞士洛桑成立，宣告了世界反兴奋剂斗争真正进入了全球一体化的阶段。

第一节　反兴奋剂初期的行动

一、道义上的谴责

19世纪末20世纪初，医药、化学等学科飞速发展，加速了某些药物提纯和工业化合成生产，诞生了一批广为流传的兴奋剂。比如将海洛因和可卡因混合制成药片；运动员在喝咖啡时加入用乙醚熏过的方糖；最经典的莫过于将士的宁、吗啡和可卡因的混合液与白兰地勾兑，再充入纯氧，专供运动员赛前使用。

在那个年代，运动员用药并没有很严谨的科学依据和专业指导，教练员和运动员都缺乏专业的用药知识，仅凭运动员自身的体会和教练员的经验。由于士的宁的毒副作用很大，药量很难控制，虽然当时没有直接证据证明一些运动员的死亡与滥用药物有关，但是赛场上无节制使用药物对运动员健康的伤害已经造成部分运动员的不满，以及来自记者和一些粉丝们的批评，他们认为这种行为违背了真正的体育精神。

当时，关于在竞技体育中使用药物是否属于欺骗行为的争论，集中在这些物质是取自于自然果实和枝叶还是来自化学合成，以及这种物质是否有助于提高运动员的成绩并对身体健康造成伤害。

事实清清楚楚地呈现在人们面前，士的宁是一种合成药物，早期的研究就已经证明，士的宁可以引起中枢兴奋，加强骨骼肌收缩，服用过量会引起骨骼肌的强直痉挛，呼吸困难，严重者造成窒息缺氧或中枢神经系统（延髓中枢）麻痹致死。虽然当时还没有明确的反兴奋剂法规，但国际自行车联盟在成立之初就严禁使用“士的宁”的运动员参加比赛。

二、单项体育组织介入

1912年，国际业余田径联合会（IAAF，以下简称国际田联）成立。鉴于马拉松和长跑运动员中使用刺激剂的情况，1928年国际田联提出在国际田径比赛中禁止服用有刺激作用的物质，成为第一个禁止服用兴奋剂的单项体育协会。此后，又有一些单项运动协会效仿其做法，但遗憾的是当时并没有检测兴奋剂的可靠方法，这种限制只能是纸上谈兵，没有真正起到威慑作用。

第二次世界大战结束后，战时研制的“秘密武器”苯丙胺和类固醇迅速扩散到世界各地，成为了运动员们的“灵丹妙药”。

20世纪50年代是兴奋剂与反兴奋剂非常矛盾的时期，人们处于战后恢复家园创建美好未来的兴奋中，社会上使用刺激剂的现象非常普遍，因此，很多运动员、教练员和队医并不认为使用兴奋剂有什么不妥。当时英国运动医学的奠基人，奥运代表团的队医——阿道夫・亚伯拉罕（Adolphe Abrahams）就提出了一种兴奋剂的平衡理论。他认为反对使用兴奋剂的人是因为得不到兴奋剂，如果所有运动员都能很容易得到兴奋剂，就不会有反对的声音了。

1952年2月在挪威奥斯陆举办的第6届冬奥会上，几名速度滑冰运动员在预赛中虚脱，后经医生的救治转危为安，化验证实他们服用了苯丙胺。在冬奥会比赛期间，赛场工作人员发现，运动员更衣室里常常一片狼藉，到处是丢弃的空药瓶和注射器，景象恐怖。

这种毫无节制使用兴奋剂的直接后果就是大量运动员的健康恶化。在1955年，第42届环法自行车赛中，一名法国车手在第12赛段从马赛到阿维尼翁的骑行途中突然失去意识，国际自行车联盟的医生判断是服用大量苯丙胺所致，国际自行车联盟认为是车队工作人员强迫队员服用兴奋剂，遂将这名工作人员逐出赛场。在没有法律、政策及科学的检测手段支持下，国际自行车联盟的做法也算开了反兴奋剂的先河。

为了证明当时自行车运动员在赛场上猝死与服用兴奋剂有关，更为了获取运动员服用兴奋剂的第一手资料，1955年意大利运动医学会开始了一项兴奋剂检测的研究，在运动医学会主席安东尼奥·韦内兰多（Antonio Venerando）的领导下，采集了25名自行车运动员的尿样，其中5例尿样中检测出苯丙胺成分。1956年一名自行车运动员在蒙泰罗的一家医院中被证实因服用过量苯丙胺导致精神错乱，1958年有一名运动员因服用过量的拟交感神经物质在赛场上休克。这一系列的兴奋剂事件，终于引起国际上体育运动的领导者、科学家和医学家的重视。

第二节 国际奥委会领导下的反兴奋剂行动

一、医学委员会成立

1960年，兴奋剂第一次刺痛了大众的视野。那一年的8月，第17届夏季奥运会在意大利罗马举行，丹麦自行车运动员克努德·詹森，在公路自行车比赛中突然虚脱摔倒，撞破颅骨，经抢救未能生还。这是第一次全球电视实况转播的“电视奥运”，詹森在数以百万计的电视观众注视下突然倒地不起，观众想知道到底发生了什么事情。最初赛会组织者解释，因为酷热导致中暑造成的。后来他的两名队友也相继在比赛中昏倒，经抢救才在医院里苏醒（他们在比赛前都从教练那里领取了兴奋剂）。随后对詹森死因的调查证实，赛前他服用了过量的苯丙胺和酒精的混合剂，因此造成了奥运史上一大悲剧。

詹森的死改变了许多人对兴奋剂的看法，“詹森事件”作为奥运史上首个因服用兴奋剂而猝死在赛场上的案例，震动了全世界。詹森以他的死亡换取了人们对兴奋剂的清醒认识，兴奋剂不是美丽的天使，而是披着面纱的恶魔。

这次事件也促使国际奥委会下决心在奥运赛场上全面禁止使用兴奋剂。1961

年，国际奥委会医学委员会（IOC Medical Commission）在希腊雅典宣告成立，由阿瑟·波里特（Arthur Porritt）爵士出任主席。国际奥委会是世界上最早成立医学委员会的体育组织。1962年国际奥委会在莫斯科通过了一项反对使用兴奋剂的决议。1964年国际奥委会颁布了第一个《医务条例》，同年10月在日本东京举行的第18届奥运会上，国际奥委会医学委员会试验性地对自行车运动员进行了小规模的药物检测。

1967年，英国著名自行车运动员汤米·辛普森在环法赛途中死于法国境内的旺图山峰。当时，因极度衰竭而神志昏迷的辛普森，从自行车上摔下来后就再也没有恢复知觉。人们在调查他的死因时，发现他的血液中含有苯丙胺，而且在他的衣服口袋里和旅馆房间里也发现了尚未服用的苯丙胺，进行尸体剖检的病理学家也证实在他体内发现了苯丙胺。辛普森的死亡让人们再次看到兴奋剂对体育运动的伤害。

辛普森事件也让国际奥委会认识到对兴奋剂实施全面检查刻不容缓。国际奥委会第66届全会于1967年在伊朗首都德黑兰召开，期间对医学委员会进行重组，由比利时的亚历山大·德·梅罗德亲王担任主席，大会确定了由国际奥委会医学委员会负责对奥运会参赛选手进行性别检查和违禁药物检查。

国际奥委会医学委员会为确保兴奋剂检查成功实施，采取了一系列的措施。首先，正式定义兴奋剂（Doping）是一切违禁物质和方法的统称；其次，将使用兴奋剂定义为“运动员使用任何形式的药物或以非正常量，或通过不正常途径摄入生理物质，企图以人为的或不正当的方式提高他们的竞赛能力，即为使用兴奋剂”；再次，为保证检查的权威性，体现公平公正的原则，国际奥委会医学委员会专门制定了一份在奥运会上禁止使用的药物清单，这也是反兴奋剂历史上第一份《禁用清单》（Prohibited List），并正式宣布于1968年初在法国格勒诺布尔举办的第10届冬奥会上开始试行兴奋剂检查。

二、在奥运会上正式实施兴奋剂检查

1968年7月，国际奥委会医学委员会在瑞士洛桑召开会议，讨论、总结了格勒诺布尔冬季奥运会兴奋剂检查的经验，决定同年在墨西哥城夏季奥运会上正式实施全面的兴奋剂检查和性别检查，并对《禁用清单》作出了进一步的补充说明："如果使用了无营养作用，但却能靠其成分或剂量刺激人体能力的药物，即使是用于治疗，也将被看作使用了兴奋剂。"

1968年10月12日，第19届夏季奥运会在墨西哥合众国的首都墨西哥城举行，共有112个国家和地区的5498名运动员参赛，其中女选手781人，进行了19大项（172小项）比赛。本届奥运会第一次正式对参赛的运动员进行了性别和兴奋剂检查。在性别检查中，全部女运动员都取得了参赛资格，但兴奋剂检查却出现了一例阳性。瑞典队在现代五项中获团体第3，因队中有一名运动员饮酒，在检查中发现他血液中酒精含量超过规定限度，被剥夺名次。

在1968年墨西哥城奥运会上速度力量项目的飞速进步，有人解释为理想的高原条件，但更多的人认为运动成绩飞速进步的背后，是系统地使用了合成代谢类固醇。虽然没有直接检测的证据，因为当时对合成代谢类固醇还没有可靠的检测方法，但从类固醇在市场上对运动员的销量、运动员对使用类固醇类兴奋剂的口述，以及医生对使用兴奋剂后身体变化的描述，不难推测出当时合成代谢类固醇的使用已经非常普遍。

由于毫无节制地使用，合成代谢类固醇的一些副作用开始显现，从20世纪60年代末开始，国际奥委会就呼吁禁止运动员使用合成代谢类固醇。在1972年德国慕尼黑奥运会前，虽然合成代谢类固醇还没有被列为禁用物质，但在赛前国际奥委会发给运动员名为兴奋剂（Doping）的小册子上，已经警告运动员"类固醇会严重损害健康，导致肝脏和骨骼损伤，干扰代谢和性的功能，女性男性化和月经紊乱"。但因为没有可靠的检测方法，无法对使用者进行判罚，加之一些使用者在国际赛场频频取得好成绩，一时间不仅一些教练员和运动员使用起来肆无忌惮，药厂、药商更是看到商机，把类固醇类药物炒得火热，"大力补——冠军们的早餐"，竟如此明目张胆地公开大做广告。面对合成代谢类固醇的冲击，国际奥委会面临的最大难题，就是如何尽快找到可靠的检测方法。

事情终于有了转机，20世纪70年代初英国伦敦圣托马斯医院的雷蒙德·布鲁克斯（Raymond Brooks）教授，发明了一种既简单又可靠的检测分析合成类固醇的方法。1974年，在新西兰举行的英联邦运动会上采用这种方法进行了检测分析。国际奥委会对使用这种方法获得的科学检测结果感到非常满意。于是，国际奥委会将合成代谢类固醇正式列入1976年的《禁用清单》中。7月，在加拿大蒙特利尔举办的第21届夏季奥运会上，共查出11例兴奋剂阳性，其中有8名举重选手，7人被证实使用了合成代谢类固醇。

1980年7月在苏联首都莫斯科举办的第22届夏季奥运会，由于美国及西方国家的抵制一直笼罩在阴云之中。人们关注的焦点是，在东西方两个超级大国的政治博弈中奥运会如何前行，国际奥委会的委员们对换届选举的关注度远远超过对兴奋剂的关注。在这届奥运会上只是象征性地检查了645例，甚至比1968年墨西哥城奥运会的667例还少，这也是自1968年以来至今唯一一次没有检查出阳性的夏季奥运会。该届奥运会之后来自爱尔兰的米歇尔·莫里斯·基拉宁（Michael Morris Killanin）卸任，西班牙的胡安·安东尼奥·萨马兰奇（Juan Antonio Samaranch）当选为第7任国际奥委会主席。

1984年洛杉矶奥运会是萨马兰奇当选为国际奥委会主席后主持的第一届夏季奥运会，兴奋剂检查遭遇了来自奥运会组委会的阻力，洛杉矶奥组委对美国个人人权的高度敏感心有余悸。1984年5月，欧洲体育部长会议在马耳他举行，萨马兰奇亲自到会力陈兴奋剂的弊害，使这次会议最终通过了反兴奋剂宪章。在萨马兰奇的坚持下，洛杉矶奥组委最终也做出了妥协。

两个月后，1984年7月28日，第23届夏季奥运会在美国洛杉矶开幕。这届奥运会上共对1507名运动员进行了兴奋剂检查，12例阳性中有11例被查出是使用了合成代谢类固醇，所有兴奋剂违规运动员都被取消了参赛资格。12例阳性中举重占5例。中国首次参加奥运会就在举重比赛中荣获4枚金牌和两枚银牌，并在兴奋剂检测中无一例阳性，成为本届奥运会举重项目成绩最出色的队伍。

1988年9月24日，在汉城举办的第24届夏季奥运会上，当时田径的“第一大腕”加拿大短跑运动员本·约翰逊（Ben Johnson）赛后尿检阳性，国际奥委会医学委员会认真听取了约翰逊认为该物质可能是比赛后第三者做的手脚的陈述，详尽地分析了加拿大代表团提出的所有证据，但最终都无法否定约翰逊使用类固醇的事实。面对全世界的媒体，国际奥委会医学委员会主席梅罗德亲王亲自宣读了这个结果，有记者写道：“亲王威严而又不失儒雅、坚决而又不失理性的气韵，让人们看到了一把割除兴奋剂毒瘤的利刃和一颗维护道德尊严的良心。”

萨马兰奇主席态度坚决地说道，这并不是一场灾难，因为它说明国际奥委会非常认真，我们争取一个干净的奥运会的战斗正在取得胜利，我们的目标与那些想欺骗的人之间的距离正在缩小。

随后，国际奥委会宣布剥夺约翰逊的百米金牌并禁赛两年，国际田联也做出决定，取消约翰逊一年前创造的世界纪录。全世界一片哗然，新闻媒体铺天盖地地报道，把世界的注意力史无前例地集中到了兴奋剂问题上。

约翰逊事件之所以引起人们特别的关注，还不仅仅因为他是“世界第一飞人”。真正严重的是，在随后的司法调查中，他和加拿大其他一些运动员都承认，多年来他们一直在服用激素类药物而没有被查获。此外，他们还证实了一个当时已经流传几年的传闻，运动员们正在使用像生长激素这种因目前找不到满意的检测方法而未被国际奥委会禁用的物质。

在这届奥运会上共查出10名运动员服用兴奋剂，其中有6人被没收已经获得的奖牌（其中包括3枚金牌、1枚银牌）。保加利亚和匈牙利举重队因兴奋剂问题全部退出比赛。

由于奥运会是举世瞩目的体坛盛会，奥运会兴奋剂检查中的阳性案例自然会受到新闻媒体超乎寻常的宣传，带来极大的影响。事实上，国际奥委会对兴奋剂问题的政策，以及奥运会兴奋剂检查的示范作用，对世界范围内的反兴奋剂斗争都起到了决定性的影响。

三、加大反兴奋剂力度

自从实施兴奋剂检查以来，关于对兴奋剂违规运动员的处罚问题一直存有争议。如不同协会处罚标准不一样，运动员使用同一种违禁物质，有的协会处罚仅仅为禁赛半年，而有的协会则有长达4年的禁赛期。由于不同国家法律体系的差别，在对待兴奋剂问题的立场上亦有不同，因此不同国家判罚的结果会有所出入。不同的处罚标准，让一些运动员感觉委屈和不满，于是出现了各种关于兴奋剂的“官司”。

国际奥委会为统一各国际单项体育联合会对兴奋剂违规的处罚标准，付出了巨大的努力。为减轻昂贵的法律诉讼费用，1984年6月，在国际奥委会积极倡导和支持下，国际体育仲裁法庭（Court of Arbitration for Sports，以下简称CAS）正式成立。

由于检测合成代谢类固醇的方法对药物在尿中残留的浓度有一定要求，随着药物不断代谢分解，距离服药时间越远检测精度明显下降。早在20世纪70年代，当时的国际奥委会医学委员会委员阿诺德•贝克特（Arnold Beckett）教授就指出：运动员可以在训练时服用合成代谢类固醇，然后在参加比赛前一星期左右停止服用，这样在比赛时他们不仅可以保持药物带来的体能优势，比赛后采集的尿样中又检测不出阳性结果。即使国际单项体育联合会决定在全年的各种比赛中进行随意抽查，充其量也不过是给运动员连续服用合成代谢类固醇的日程安排造成一些困难，顶多起到一些威慑作用。

可惜的是，由于各种原因，阿诺德•贝克特教授的意见并未引起足够的重视，在很长的一段时间里，各个国际单项体育联合会始终没有建立赛外兴奋剂检查制度，直到1988年，当时的联邦德国才首先带头开始试行赛外检查。

1991年，国际奥委会特别通过了一项议案，率先在其医学委员会下成立了赛外检查委员会。各国际单项体育联合会也不断增加赛外检查的数量。如今，每年赛外检查的数量已远远超过比赛检查，已成为打击兴奋剂最重要的利器。

20世纪90年代，在国际奥委会的领导下，包括国际业余田径联合会（IAAF）、国际游泳联合会（FINA）和国际举重联合会（IWF）等在内的许多体育组织强化了反兴奋剂措施，许多国家也都加强了反兴奋剂管理工作，一些兴奋剂管理方面的漏洞也逐渐得到弥补，国际反兴奋剂斗争有了进一步的强化和发展。

由于国际奥委会在反兴奋剂问题上采取的一系列积极行动，以及一些国家和多数国际单项体育联合会开展大规模的兴奋剂检查，在20世纪末，使用兴奋剂的现象不再明目张胆，代之以更隐蔽的方式。其中最主要的是掩蔽剂和内源性物质的使用，药品从化学制剂发展到生物制剂。最典型的是用EPO和hGH等人体内本来就正常存在的生理性物质，进行大剂量的外源性输入，从而增加体内这些生理物质的含量，以达到改善体能、提高运动成绩的目的。

20世纪80年代末，有多名耐力项目运动员在赛场猝死，虽然没有直接证据（因当时并没有一种可靠的检测促红细胞生成素的方法），但业内人士均怀疑可能与使用了大剂量的EPO有关。因为大量使用EPO后，体内的红细胞就会急剧增多，血液的黏稠度上升，心脏难以负荷，血流不畅会造成血凝，甚至血栓，导致中风、心肌梗塞和肺栓塞。因此，在1990年，尽管当时并没有找到一种可靠的检测方法，国际奥委会还是把促红细胞生成素列入了《禁用清单》。直到1995年以后，专门针对EPO的检测技术才逐渐出现了一些突破性的进展。

1998年环法自行车赛上，费斯蒂那（Festina）车队的比利时教练理查德・维恩克（Ricard Virenque）和队医维利・欧特（Willy Voet）在通过比法边境时，被海关官员拦了下来，因为在维利・欧特车内发现了40瓶违禁药品EPO胶囊、注射器和其他一些违禁药品。海关官员查封了他的汽车，维利・欧特被警察带走拘禁，而此时距离即将开赛的环法自行车赛仅剩三天时间。赛事组委会顶住压力，将费斯蒂那车队逐出了本届环法赛。法庭由此开始对这起药品的进口和非法流通案展开调查，经过两年时间的调查，这桩集体使用兴奋剂的丑闻终于从怀疑变成了事实。

1998年环法自行车比赛期间，国际奥委会主席萨马兰奇亲临赛场巡视。面对如此重大的兴奋剂事件，萨马兰奇后来回忆道，当他看到一辆辆从他身边飞驰而过的赛车时，眼前呈现的却几乎都是一个个因服用兴奋剂而猝死赛场的车手。一个在他心中酝酿已久的设想终于形成了，国际奥委会一定要成立一个世界性的专门的反兴奋剂机构。当年11月27日，国际奥委会召集28个夏季奥运会项目和7个冬季奥运会项目的国际单项体育组织负责人，在瑞士洛桑协商制定反兴奋剂的共同规则、程序和处罚条例，会议初步讨论了要成立一个独立的世界反兴奋剂机构。

第三节　世界反兴奋剂机构

一、世界反兴奋剂机构的成立及意义

1999年 2月2日，国际奥委会在瑞士洛桑召开了第一届世界反兴奋剂大会，各界代表近600人出席会议。在这次大会上，国际奥委会再次对使用兴奋剂的行为给予定义，其有两层含义：第一，凡是违反了奥林匹克运动反兴奋剂条例，使用了条例上列明的违禁物质或方法，都应该被视为使用了兴奋剂；第二，条例没有作具体规定的，但是只要运动员使用的物质或者采取的方法对身体健康造成潜在损害，或者同时又可以提高比赛成绩，也应被视为使用了兴奋剂。

这次世界反兴奋剂大会还通过了《奥林匹克运动反兴奋剂条例》和其他加强世界范围内反兴奋剂斗争的决议，通过了《洛桑宣言》，全体委员一致通过了萨马兰奇提议的关于成立世界反兴奋剂机构的提案。

1999年11月10日，在国际奥委会的组织领导下，世界反兴奋剂机构（World Anti-Doping Agency，简称WADA）在瑞士洛桑成立，国际奥委会为该机构提供了2500万美元的启动资金。国际奥委会第一副主席理查德·庞德（Richard Pound）担任理事会主席。萨马兰奇在成立大会开幕式上表示，国际奥委会永远是服务于

广大运动员的，因此我们工作的主要目标就是保护运动员的健康，而保护运动员健康最有效的方式就是毫不留情地将危害运动员健康的毒瘤—兴奋剂，彻底割除。

世界反兴奋剂机构的主要职责和工作任务，在国际奥委会的新闻公报上是这样描述的：该机构的中心任务是协调制订一个国际化的、具有广泛包容性的反兴奋剂计划，建立通用、有效和精确的兴奋剂检查标准。

该机构的职责将包括在公共和私立团体一致同意的前提下，执行无预先通知的赛外兴奋剂检查。

该机构将同现任管理当局合作，促进反兴奋剂政策和程序的统一，确定一个标准的实验室供其他已获认证的实验室参考仿效，并协调推进许多已经起步的反兴奋剂教育活动。该机构还将每年发布一份禁用物质清单。在国际奥委会的官方网站上作了进一步补充：世界反兴奋剂机构的成立是国际奥委会医学委员会的扩展。该反兴奋剂机构的任务包括实施和扩大赛外检查、加强国际合作研究、制订反兴奋剂教育计划、逐步统一药物检测分析和使用仪器设备的科学技术标准与程序，以及对兴奋剂检测实验室进行考核和认证。

世纪之交的悉尼奥运会是对刚成立不到一年的世界反兴奋剂机构的一次重大考验。在奥运会开幕前，28个夏季奥运项目和7个冬奥运项目国际体育组织都已经同世界反兴奋剂机构签署了赛外检查协议，并在82个国家实施了超过2000例的赛外兴奋剂检查。据不完全统计，在奥运会开幕前，世界各国约有50余名运动员因兴奋剂检查不过关而未能赴悉尼参加奥运会。

2000年11月，世界反兴奋剂机构理事会在挪威奥斯陆召开会议，通过了一系列决议，包括国际体育界和各国政府将在反兴奋剂问题上携手合作，协同制定相关的法律、兴奋剂检查程序以及对违规者的处罚条例等。全世界30多个国家的政府同意并做出承诺，从2002年起，将共同出资承担世界反兴奋剂机构50%的经费。这表明已有越来越多的国家认识到“统一”的必要性，决意采取联合行动，承担自己的一份责任。

2002年在美国盐湖城举办的第19届冬奥会上，共完成了1997例兴奋剂检查，这样大规模实施兴奋剂检查，堪称冬奥会历史上的第一次。依靠更加先进的检测技术，共查出7名运动员兴奋剂违规，该数字超出了前9届冬奥会兴奋剂违规人数的总和（5人）。反兴奋剂斗争面临的形势依然严峻。

二、制定统一的反兴奋剂规则和国际标准

2003年3月3日，在国际奥委会的全力支持下，世界反兴奋剂机构主持召开了哥本哈根世界反兴奋剂大会。来自世界各国政府、公共当局、国际体育组织和各国体育组织（80多个国家的政府代表和主要的国际体育组织）等的1000多名官员和代表参加了本次大会。与会代表以支持一项决议的方式通过了《世界反兴奋剂条例》（World Anti-Doping Code）。

《世界反兴奋剂条例》（以下简称《条例》）是历史上统一所有运动项目和所有国家反兴奋剂规则的第一个国际协定。在反兴奋剂问题上，不同体育组织和各国政府如此团结一致，步调如此整齐划一，在历史上还是第一次。无疑，哥本哈根世界反兴奋剂大会的成功召开以及《条例》的通过，预示着国际反兴奋剂斗争有了新的突破，堪称国际反兴奋剂斗争史上的一个重要的里程碑。

2004年《条例》正式实施后，对世界范围内的反兴奋剂斗争起到了积极有效的指导作用。在《条例》实施几年后，根据各签约方的意见反馈，对《条例》进行了第一次修改，经修改的《条例》于2009年1月1日生效。从2011年11月28日起又开始对2009版《条例》再次修改，2013年11月15日世界反兴奋剂机构理事会在南非约翰内斯堡通过了《条例》的修改内容，修改后的2015版《条例》于2015年1月1日正式生效。

2015版《条例》与以前各国际体育组织发布的多种多样的反兴奋剂规则、条例、法规相比明显不同，有以下几点实质性变化：

（一）明确了兴奋剂违规行为

除检测结果阳性外，明确了其他9种兴奋剂违规行为。

（二）统一处罚标准

所有的体育项目都将统一执行《条例》规定的反兴奋剂规则，这样就在世界体坛建立了公平的竞赛平台。以前各个国际单项体育联合会都有自己的反兴奋剂

规则，即使运动员使用的是同一种违禁物质，但在不同的体育组织管辖下会受到不同的处罚。尽管多年来这种处罚“不公”的现象曾引起极大争议，但之前始终无法得到妥善解决。

（三）共用一份《禁用清单》

以前尽管国际奥委会定期公布在奥运会中禁止使用的物质与方法清单，但各个国际单项体育联合会有时并不以此作为标准，许多国际单项体育联合会都以本项目的特殊性为理由，另行制定自己的禁用清单。因此，即便同一种物质，也有可能被某个国际单项体育联合会禁用，却被另一个国际单项体育联合会批准使用，这也是多年来引起争议最多的问题之一。2015版《条例》规定，所有国际单项体育联合会与奥委会共同一份《禁用清单》。

（四）运动员治疗用药豁免

20世纪国际奥委会在解释什么是“使用兴奋剂”时曾明文规定，“当需要对运动员进行医疗救治时，使用的任何物质因其性质、剂量或方法，可能不正当地提高运动员成绩，都被视为使用兴奋剂。”这一严格规定在实践中不断遭到确有伤病、需要使用某种禁用物质治疗的运动员的抗议，引发了许多纠纷和诉讼。因此，允许某些禁用物质的治疗性使用，才是对运动员人身权利的尊重。

（五）运动员有责任提供自己的行踪信息

首次以文字形式将“提供自己的行踪信息”列为运动员应尽的责任与义务。

（六）严格责任原则

明确运动员本人要对自己所服用的物质及其产生的任何后果负全部责任。

（七）使用兴奋剂的举证

将举证的责任置于运动员一方，增加了运动员“挑战”反兴奋剂组织（包括实验室）阳性结果定论的难度，维护反兴奋剂组织（包括实验室）结论的权威性。

（八）鼓励检举和自首

对于那些为反兴奋剂组织、刑事机构或职业纪律检查机构提供重要帮助的当事人，运动员或其他人在接到有可能证实其兴奋剂违规的检查通知前，或在反兴奋剂组织尚未发现兴奋剂违规行为前，主动承认的，其禁赛期可酌情缩减。

（九）实施经济处罚

运动员比赛中兴奋剂违规，不仅要交出奖牌，还要退赔其所获得的奖金。各反兴奋剂组织不仅可以在其规则中对兴奋剂违规者给予禁赛或其他处罚，还可另加经济处罚，而且经济处罚不能用来缩减《条例》中规定的禁赛期或其他规定的处罚。

（十）义务教育计划

所有签约方有义务在其职责范围内采取各种方法执行反兴奋剂教育计划。

支撑《条例》的是一系列国际标准，这些国际标准由世界反兴奋剂机构遴选的专家制定，独立分成若干文件。国际标准有效保障了不同国家地区反兴奋剂组织在具体技术领域和操作领域协调一致，充分体现体育竞赛的公平与公正，因此严格执行国际标准是遵守《条例》的必要条件。

用于反兴奋剂工作中各种技术和操作领域的国际标准包含《条例》所必需的多数技术细节，在与各签约方、各政府和其他有关的利益相关方协商后，在无需对《条例》进行修订的情况下，世界反兴奋剂机构执委会能够适时修改国际标准。国际标准及其修订内容将公布在世界反兴奋剂机构网站上（www.wada-ama.

org），并自国际标准或修订条款中规定的日期起生效。

《条例》涉及的国际标准共有5个。

（1）《禁用清单》（Prohibited List）；

（2）《检查与调查》（Testing and Investigations）；

（3）《实验室》（Laboratories）；

（4）《治疗用药豁免》（Therapeutic Use Exemptions，TUE）；

（5）《隐私与个人信息保护》（Protection of Privacy and Personal Information）。

第四章　中国反兴奋剂体系的建立与发展

在中国体育刚刚走向世界之初，我们对兴奋剂认识不够，加之缺乏技术支持，曾造成兴奋剂在国内泛滥的情况，并在国际上产生了非常恶劣的影响，也让我国体育管理层看到了兴奋剂给我国体育事业带来的危害，更坚定了反对使用兴奋剂的立场。

中国政府提倡健康、文明的体育运动，不断加强反兴奋剂的宣传、教育、监督管理，始终坚持“严令禁止、严格检查、严肃处理”的反兴奋剂工作方针，严格禁止在体育运动中使用兴奋剂。

中国赞成《反对在体育运动中使用兴奋剂奥林匹克宪章》《洛桑宣言》（1999年）《哥本哈根宣言》（2003年），承诺执行《世界反兴奋剂条例》（2004年）。2006年8月17日，时任国务院总理温家宝签署了联合国教科文组织《反对在体育运动中使用兴奋剂国际公约》（International Convention Against Doping in Sports），中国成为亚洲第一个、世界第18个签署公约的国家，充分表明了中国反对使用兴奋剂的坚定立场和积极参与国际反兴奋剂事务的鲜明态度。

第一节　兴奋剂对中国体育发展的影响

一、金牌战略的负面影响

1979年10月25日，国际奥委会执委会会议在日本名古屋召开，通过了承认中华人民共和国奥林匹克委员会、恢复中华人民共和国在国际奥林匹克委员会合法席位的决议，从此中国体育正式融入了世界奥林匹克大家庭。

1984年，中华人民共和国体育代表团站在了美国洛杉矶夏季奥运会的赛场上，当中国运动员一次又一次登上奥运领奖台时，迎接他们的是全场观众热烈的掌声和由衷的赞叹，当国歌奏响、国旗升起的那一刻，海内外华人无不自豪地从心底发出欢呼。

中国体育健儿在奥运会上取得的成就，得到了全世界华人和全中国人民英雄般的颂扬，给改革开放之初，在各个行业中与时间赛跑的国人带来了巨大的精神鼓舞。人们对体育明星的追求近乎疯狂，在“为国争光，振兴中华”口号的激励下，无论是普通民众还是各级领导对运动员在世界大赛和奥运会上争金夺银的期望值越来越高，这种热情极大地刺激了体育界“更快、更多、更高”创造优异成绩的欲望。

此次参加奥运会出乎意料地取得了15金、8银、9铜，位列奖牌榜第四的骄人战绩，很大程度上是因为苏联和民主德国两大体育强国，以及保加利亚、朝鲜、古巴、匈牙利、伊朗、波兰、捷克斯洛伐克等与我们有较大项目冲突的国家因回敬美国等西方国家对1980年莫斯科奥运会的抵制而没有参加洛杉矶奥运会所致。身处风口浪尖的运动员和教练员们也知道，下一届奥运会如果这些国家都参加，别说奖牌数量赶超，能保住现有的成绩都难。

在没有任何退路的情况下，在体育走向世界的大背景下，我们的体育工作者也认识到了运动员要想出成绩，除了先天的条件、后天的努力，还需要体育科学。而当时中国的体育科学远远落后于那些体育强国，引进高水平的教练和国外先进的训练方法，被认为是体育走向世界的一条“捷径”。

当时世界上有美国、苏联和民主德国三大体育强国。民主德国在体育上取得成功的经验，无疑成为我们学习的榜样。

民主德国直到1965年才得到国际奥委会承认，1968年首次以独立身份参加奥运会就取得9枚金牌，位列金牌榜第五；1972年慕尼黑奥运会获得20枚金牌，紧跟美苏两大体育强国之后位列第三，而东道主联邦德国仅获得13枚金牌；1976年蒙特利尔奥运会，民主德国斩获40枚金牌，将美国甩在身后，紧随苏联位列金牌榜第二；1980年莫斯科奥运会，更是获得47枚金牌。这个面积不到11万平方公里，人口不超过1700万，跟我国浙江省面积相当的 “小国”，却在奥运历史上创造了如此令人瞠目的成绩，令全世界都惊叹不已。

民主德国短时间内在竞技体育上取得的成就不仅使一些体育薄弱的国家看到了希望，甚至连一些西方体育界人士也对其大加赞赏，认为民主德国“使体育运动普及和实行充分竞争的体制”是其取得辉煌成就的根本原因，而众多发展中国家更是争先恐后派人前往，学习其先进的“体育科学”。我国对当时民主德国先进的训练手段和技术更是倍加推崇，曾多次派代表团前往，并多次邀请其教练、专家来华进行指导教学。

民主德国在很多运动队中实行双教练制度，即一个训练教练再配备一个医疗教练，而我们看中的恰恰是医疗教练。在对兴奋剂一知半解的情况下，部分体育工作者把“运动科学”狭隘地理解为训练之外的强力手段。

1985年，中国游泳队首先从民主德国引进了医疗教练。这名教练果然没有让中国游泳队失望，在1986年的汉城亚运会上中国游泳队异军突起，金牌数由上一届的3枚飙升至10枚。于是，我们对洋教练的“先进管理”和“先进训练”手段更加推崇备至，其他运动队也纷纷效仿。而这些引进的“人才”，在大幅度提升中国体育运动成绩的同时，也把兴奋剂带入了中国体育。

二、对兴奋剂认识的偏差

20世纪80年代初，不仅我国体育界对兴奋剂问题知之甚少，世界范围内对兴奋剂的认知也不像现在这样明确，用一句话概括：老百姓不了解，管理层顾不上。

在当时的历史背景下，普通大众对兴奋剂不关心、不了解、不知情很容易理解。当时的体育管理层顾不上主要原因有二。

第一，兴奋剂刚刚从以刺激剂为主发展到类固醇时代，虽然类固醇对提高运动成绩的作用已有结论，但是毒副作用还未充分显现，各种含类固醇的营养补剂充斥欧美市场并且公开打出广告，在没有有效检测手段的情况下，苦于没有证据，管理层无能为力。

第二，从20世纪70年代起，国际奥委会就被一系列“政治”因素搞得自顾不暇。先是1972年德国慕尼黑奥运会期间的恐怖袭击事件，造成11名以色列运动员和教练员无辜遇害，1名联邦德国警察及1名直升机驾驶员丧生；接着是1976年的蒙特利尔奥运会因种族问题，遭到了28个非洲国家的抵制；1980年莫斯科奥运会，为抗议苏联入侵阿富汗，遭到以美国为首的64个国家的抵制。莫斯科奥运会之后，任期8年的第6任国际奥委会主席基拉宁由于长期操劳，身心俱疲，不得不结束了他的奥林匹克生涯。西班牙的萨马兰奇当选为第7任国际奥委会主席。萨马兰奇上任伊始面临的最大问题是在他主持的第一届奥运会上就遭到了以苏联为首的一些国家对洛杉矶奥运会的报复性抵制。由于1976年加拿大蒙特利尔奥运会产生了巨额的经济亏空，很多发达国家都对申办奥运会望而却步，致使1984年奥运会只有美国洛杉矶一个城市申办。面对这些政治、经济以及种族等棘手的问题，兴奋剂问题就不那么令人瞩目了。甚至有国际奥委会官员公开表示：只要对运动员身体无害，只要国际奥委会还没有禁止，使用兴奋剂就是合理的。

有一个很典型的例子可以说明当时体育界对使用兴奋剂，特别是“误服”兴奋剂的宽容态度。

1986年韩国汉城亚运会上，我国一名获得金牌的运动员被查出服用了“麻黄素”，这是国际奥委会早就禁止使用的兴奋剂。眼看运动员要被严肃处理，中国代表团的有关领导立刻找到了中国在亚奥理事会医学委员会的委员，这位委员经过严密的调查和了解，证实我国这名运动员确实不是有意服用兴奋剂。因为队医缺乏兴奋剂方面的常识，在比赛前听说这名队员有些不舒服，就给这名队员服了中成药“防风通圣丸”，可能是防风通圣丸里含有“麻黄素”的成分，造成运动员误服。中国代表团的代表向亚奥理事会医学委员会提出申诉和解释，说明这是一起误服事件。

当时很多外国人不相信这是误服。最后，来自德国的有着“反兴奋剂教皇”地位的多尼克教授出面，他让亚奥理事会医学委员会的委员亲自从中国代表团驻地取来防风通圣丸，然后让中国的医学委员会委员当着多尼克教授和其他亚奥理事会医学委员会成员的面吃下这丸药，然后在医学委员会成员的全程监督下取得尿样，检验结果证明防风通圣丸里确实含有“麻黄素”的成分。

后来一名韩国运动员也因赛前服用减肥药导致兴奋剂检测呈阳性，同中国代表团一样如法炮制，结果同样证明其是误服。对两名运动员的处罚仅仅是给予严重警告，奖牌仍然保留，也不追加处罚。这样两家算是扯平了，一场兴奋剂风波就这样平息了。

1984年亚洲奥林匹克理事会（Olympic Council of Asia， OCA）表决通过1990年在北京举办第11届亚运会。举办亚运会的重要条件之一是必须承担亚运会的兴奋剂检查任务。从1986年筹备开始，经过3年的努力，1989年通过国际奥委会的一系列严格考试，我国建立了当时世界上第20个，亚洲第3个国际奥委会认证的兴奋剂检测实验室，取得承担包括奥运会在内的所有国际体育比赛兴奋剂检测任务的资格。

当时的国家体委在抓紧建设兴奋剂检测实验室的同时，也开始实施中国的兴奋剂检查工作。

1987年，中华人民共和国第6届全国运动会在广州举行，中国体育史上第一支兴奋剂检查队伍出现在了赛场上，这是中国第一次由自己的检查官实施兴奋剂检查。但那一次的检查结果没有公布，阳性运动员也没有受到处罚。于是，有人说，“我们的兴奋剂检查根本就是演戏，是为了给外国人看的”，还有的说，“查出来阳性的都是优秀运动员，国家体委不敢处理”。

事实是当时我们的实验室还没有通过国际奥委会的认证，为了避免引起不必要的法律纠纷，所以检查结果没有公布，只是把这次检查当作了一次反兴奋剂的大练兵。

1988年加拿大卡尔加里冬季奥运会上，中国一名优秀的速滑运动员因不适应当地气候，为提高机体的抵抗能力预防感冒而在赛前服用了队医给的中成药“花茸维雄”，这种药品含有违禁成分“甲基睾丸素”，结果尿检呈阳性，这名速滑运动员也就成了中国体育史上第一个因服用兴奋剂而被取消奥运成绩的运动员。她只能含着眼泪看着自己在那届冬奥会中获得的铜牌被取消。中国代表团原本充满希望在那届冬奥会上实现奖牌零的突破，但这一切因为我们对兴奋剂的无知和无视而毁于一旦。15个月的禁赛期满后，这名速滑运动员重返赛场，终于夺得世锦赛速滑冠军。

1992年巴塞罗那奥运会上，中国女排一名队员尿检呈阳性，在经过对教练员和运动员的充分调查后，中国代表团确信运动员没有服用兴奋剂，于是向国际奥委会医学委员会提出申诉。因为这是该届奥运会第一例兴奋剂事件，第二天，听证会由国际奥委会医学委员会主席梅罗德亲王亲自主持，在听完中国代表团和当事人的陈述后，国际奥委会医学委员会得出结论：问题可能出在运动员赛前服用的一种既没有商标，也没有品名和出厂日期的药丸——“皇宫增力丸”上。最终在国际排联的倾力斡旋下，中国女排逃过了一劫，组委会并没有把这名运动员逐出奥运村，但停止了这名队员继续参加该届奥运会的比赛资格，女排队医也被给予警告处罚。

三、侥幸心理作祟

经过几次有惊无险的兴奋剂事件后，体育主管部门已经开始认识到兴奋剂可能给我国体育运动的发展带来危机，尽管先后出台了多部反兴奋剂的法规，并成立了中国奥委会反兴奋剂委员会。但是，在金牌权益的驱使下，某些运动队抱着侥幸的心理，铤而走险，终于爆发了中国体育史上最大的兴奋剂危机。

其实兴奋剂危机的苗头在1992年巴塞罗那奥运会上就已显露出来，在中国游泳队获得4金5银后，一些国际媒体就借女排兴奋剂事件绘出漫画，发泄对国际排联对中国女排“无边宽大”的不满，进而影射中国游泳运动员摘金夺银背后的“秘密武器”，只是苦于找不到证据。

在1993年举行的首届世界短池游泳锦标赛上，中国游泳队在女子16个项目中，取得了10枚金牌，并且刷新了9项新纪录。到1994年世界游泳锦标赛，在所有女子16个项目中，中国队除了800米自由泳没有进入前3名，其他15个项目全部获得了奖牌，其中金牌12枚，银牌4枚，铜牌1枚，并创造了5项世界纪录。比赛结果震惊了世界，就在比赛进行过程中，国外媒体记者和运动员就已经议论纷纷，十几个国家的教练联名上书国际泳联，抗议中国选手靠药物来夺取胜利。因为他们觉得中国队的成绩令人难以置信，中国游泳队已成为众矢之的，全世界反兴奋剂的矛头都对准了中国。

国家体育总局原局长袁伟民曾经回忆说，“有两起兴奋剂事件十分严重，给国家丢脸，教训惨痛，令我难忘。一起是1994年广岛亚运会，中国体育代表团虽然取得了出色成绩，但是在比赛结束一个月后，组委会通知我们，有17名中国运动员兴奋剂检测呈阳性，他们中11名选手的金牌被取消，其中有7名是游泳运动员。这件事为什么一个月后才公布呢？因为在亚运会举行期间，这些尿样在日本的检测中心没有被查出来，但是人家把我们的运动员盯上了，在亚运会结束后，又将保留着的尿样送到了德国设备更先进的科隆实验室去检测，结果检测出来了。他们盯的主要目标是中国游泳、田径等体能类项目的运动员。”

“其实广岛亚运会游泳比赛决赛前，我不放心，那天早晨我就把一位游泳教练（后来被查出尿样呈阳性运动员的教练）叫到了亚运村我住的房间里，我问他到底有没有给运动员用兴奋剂，现在说还来得及，马上换人，不能给国家丢脸。我耐心地给他讲了很多道理，他沉默了很长时间，回答我说：‘没给运动员用’。当时我虽然有很大的怀疑，但是他说没用，我也无法证明他用了，也不能不让他带的队员参加比赛，结果最后还是被查出来了，在国际上影响很坏。这件事想起来还后怕，如果那次在广岛亚运会期间当场被查出来，那么这10多名运动员就要被赶出亚运村，送回国，丢丑就更大了！后来，我们非常严厉地处理了这起兴奋剂事件，那位教练被终身禁止带队员参加比赛。”

“另一事件发生在1998年在澳大利亚帕斯举行的世界游泳锦标赛上，一名中国游泳运动员和她的教练员携带违禁药物‘生长激素’入境被澳大利亚海关查获，并被取消参赛资格，比赛期间又有4名中国运动员赛前尿检呈阳性，在国际上造成了极其恶劣的影响。对中国的这起兴奋剂事件，国际组织和媒体群起而攻之，百余家媒体做了抨击，英国《每日电讯报》报道：中国游泳代表团是该死的说谎者，整个国家都应该取消资格……BBC新闻报道说：中国的兴奋剂事件影响的不仅仅是中国游泳的形象，也伤害了整个国际游泳界……”

这些历史的教训令国人痛心，也促使体育管理层痛下决心，更加坚决地反对使用兴奋剂，坚决捍卫国家声誉。

第二节 中国反兴奋剂法治体系和管理体系的建立

一、中国反兴奋剂法治体系

反兴奋剂法治，即依法治理兴奋剂，是中国竞技体育反兴奋剂工作的重要一环，法治兴奋剂必须依靠科学、健全的反兴奋剂法制体系。因此，加强反兴奋剂法制体系的建设，有效实施兴奋剂法治方针，对于依法开展反兴奋剂工作、严厉打击兴奋剂行为、依法维护运动员的合法权益、保障体育运动的健康发展，具有重要的意义。

反兴奋剂法治，是指国际体育组织、国家和社会体育机构，依据并应用相关的法律和制度打击、治理和防范兴奋剂行为的思想、原则、方法、手段和举措。反兴奋剂法治是反兴奋剂法规和反兴奋剂制度的总和，在反兴奋剂的法治体系中，又包含立法、执法、监督、仲裁与救济体系四部分，相辅相成不可或缺。

反兴奋剂法治体系建设是反兴奋剂法规制度的创新、完善、实施、执行和监督等工作的有机结合。加强反兴奋剂法制建设，就是用完善的法律法规，公正的程序、措施与手段，强化监督，形成一套能够保障法律准确适用的常规机制。

20世纪90年代多起严重的兴奋剂事件，给中国体育抹了黑，在国际上影响恶劣，境外媒体一边倒地对中国兴奋剂事件抨击本也无可厚非，但有个别媒体在冷战思维模式下，企图浑水摸鱼，把体育政治化，以此攻击中国的政治制度。他们想当然地认为中国运动员服用兴奋剂是国家行为，在他们看来，在举国体制下，任何运动员和教练员的过失都与国家脱不了干系。

其实，为应对兴奋剂对我国体育事业健康发展的威胁，早在1985年，当时的国家体委就颁布了《关于研制、使用运动营养滋补药物的几项规定》。其中第三条指出，严格执行国际奥委会关于在国际比赛中禁止使用兴奋剂的规定；第五条规定，在全国大型比赛中对运动员服用药物要进行抽样检查。

1987年又连续发布有关文件，要求各级体育部门严格执行国际奥委会关于禁止使用兴奋剂的规定。但是，由于当时我国并不具备相应的技术条件，同时对兴奋剂问题的严重性缺乏深刻的认识和警惕，未能在国内正式开展全面的兴奋剂检查。

1989年5月3日，国家体委主任办公会议专门研究了国内外日渐严重的兴奋剂问题。这次会议正式提出对兴奋剂问题要实行“严令禁止、严格检查、严肃处理”的“三严方针”。5月19日，国家体委颁发了《全国性体育竞赛检查禁用药物的暂行规定》（〔89〕体训竞综字29号）。同年12月，中国兴奋剂检测中心通过了国际奥委会组织的资格考试，正式投入使用。从此，中国的反兴奋剂斗争全面展开，进入了一个新的历史阶段。

“三严方针”概括了中国政府和体育界对兴奋剂问题的基本立场：使用兴奋剂损害运动员的身心健康，是一种不道德的欺骗行为；它既违背了“公平竞争”的国际准则，也违反了中国现行的有关法律。中国赞成《反对在体育运动中使用兴奋剂奥林匹克宪章》。“三严方针”与上述文件的原则立场和政策策略是完全一致的。

1995年2月，国家体委正式颁布了《禁止在体育运动中使用兴奋剂的暂行规定》。进一步明确了我国反兴奋剂的基本原则为：反兴奋剂是为了保护运动员的身心健康，维护公平竞赛的体育道德，保证我国体育运动的健康发展，严令禁止、严格检查、严肃处理在体育运动中使用兴奋剂的行为。此规定是我国反兴奋剂工作具有指导意义的划时代的纲领性文件，明确了国家体委对全国反兴奋剂工作实行统一领导，由中国奥委会反兴奋剂委员会组织实施，对禁用兴奋剂的范围、兴奋剂检查、兴奋剂的检测分析、申诉、处罚、仲裁等都有了明确的规定以及实施细则。

1995年3月国家体委发布《对使用兴奋剂运动员的教练员处罚暂行办法》。此为贯彻执行“三严方针”、加大反兴奋剂斗争力度的一项重要措施，第一次明确提出发现运动员使用兴奋剂后，要对包括教练员、队医、领队等在内的相关人员进行处罚，并明确列出了具体处罚办法。

特别值得一书的是，1995年8月29日第八届全国人民代表大会常务委员会第十五次会议全票通过了《中华人民共和国体育法》（中华人民共和国主席令八届第55号）。在《体育法》第三十四条中明确规定，“严禁使用禁用的药物和方法。禁用药物检测机构应当对禁用的药物和方法进行严格检查。”针对有关法律责任问题，《体育法》第五十条明确规定，“在体育运动中使用禁用药物和方法的，由体育社会团体按照章程规定给予处罚；对国家工作人员中的直接责任人员，依法给予行政处分”。

《中华人民共和国体育法》是反兴奋剂法治的基础。明确了严禁在体育运动中使用兴奋剂和对兴奋剂进行严格检查的基本方针，以及使用兴奋剂的法律责任。

1998年3月24日国家体委改组为国家体育总局，同年底，国家体育总局颁布了改组后的第一号令“《关于严格禁止在体育运动中使用兴奋剂行为的规定（暂行）》。该文件于1998年12月31日经国家体育总局局长办公会议通过，自1999年1月1日起施行。”

《关于严格禁止在体育运动中使用兴奋剂行为的规定（暂行）》（国家体育总局1号令），根据《中华人民共和国体育法》，规范了对使用兴奋剂行为的处罚，加大了对兴奋剂违规人员和单位的处罚力度，明确了处罚程序，充分给予当事人申诉的权力。

2004年3月1日，国务院颁布实施《反兴奋剂条例》（国务院令第398号）（以下简称《条例》），中国成为世界上少数几个颁布实施专门的反对使用兴奋剂法律法规的国家之一。随后，国家体育总局、商务部、卫生部、海关总署、国家食品药品监督管理局等联合发出《2004年兴奋剂目录公告》。这些举措标志着中国反兴奋剂斗争已与国际接轨，走上了规范化、法制化道路。

《条例》是反兴奋剂法治的核心。首先从法律层面明确提出了“严令禁止、严格检查、严肃处理”的反兴奋剂工作方针，明确体育主管部门和有关部门的反兴奋剂职责，规定含禁用物质药品的生产、销售、进出口管理制度，体育社会团体、运动员管理单位和运动员辅助人员的反兴奋剂义务，运动员的行为规范，兴奋剂检查计划的制定和实施，兴奋剂检查的范围、权限和程序，兴奋剂检测的资质，违反《条例》行为的法律责任等。

为进一步落实《条例》的规定，国家食品药品监督管理局、海关总署和体育总局等相关部门陆续下发了一系列含禁用物质药品的生产、销售、进出口管理规定和配套办法。

2006年9月国家食品药品监督管理局、海关总署和体育总局联合下发了《蛋白同化制剂、肽类激素进出口管理办法（暂行）》（局令第25号）；2007年药监局下发了《关于〈药品说明书和标签管理规定〉有关问题解释的通知》，通知中规定：药品中含有兴奋剂目录所列禁用物质的，说明书或者标签应当注明“运动员慎用”字样；2008年国家食品药品监督管理局又下发了《关于开展兴奋剂生产经营专项治理工作的通知》（国食药监办〔2008〕164号）；2008年4月公安部下发了《关于积极参与专项治理迅速开展打击非法生产经营兴奋剂犯罪有关事项的通知》；海关总署发布《海关总署关于进一步加强反兴奋剂管理工作的通知》；2014年09月28日，国家食品药品监督管理总局、海关总署和国家体育总局共同发布《蛋白同化制剂和肽类激素进出口管理办法》。

这一系列法律法规的发布，极大地加强了我国对兴奋剂生产、销售和进出口的管制。至此，我国已初步形成了较为完善的反兴奋剂法律法规体系，为我国反兴奋剂工作提供了充分的法律依据和有力的司法保障。

2014年10月27日，经国家体育总局第25次局长办公会审议通过，《反兴奋剂管理办法》正式公布，自2015年1月1日起施行。《反兴奋剂管理办法》和配套文件《体育运动中兴奋剂管制通则》的发布，是中国反兴奋剂立法工作的里程碑，标志着中国特色反兴奋剂法律体系初步形成。

二、中国反兴奋剂管理体系

自20世纪80年代末以来，我国竞技体育反兴奋剂工作管理体系经历了从无到有、逐渐强化、不断完善的过程，最终形成了统一的反兴奋剂管理体制，即由国务院体育主管部门负责并组织全国的反兴奋剂工作，国务院其他有关部门协同配合，中国反兴奋剂中心具体实施，全国性体育社会团体、地方政府及各相关单位各负其责的管理体制。

为适应反兴奋剂工作的需要，1992年7月，中国奥委会成立了反兴奋剂委员会。中国奥委会反兴奋剂委员会是中国奥委会下属独立的国家反兴奋剂机构，受国家体育总局的委托，在中国组织和实施反兴奋剂工作。中国奥委会反兴奋剂委员会的主要职责是根据国家的法律法规和国家体育总局、国际体育组织的有关规定，研究、制定全国反兴奋剂工作的方针、政策和措施；开展反兴奋剂教育；编制全国反兴奋剂工作的规划和计划并组织实施，指导、协调、监督各有关体育组织的反兴奋剂工作。

中国奥委会反兴奋剂委员会自成立以来，经过多年的开发和努力，建立了符合中国国情的兴奋剂控制质量管理体系，并于2004年3月通过ISO 9001—2000质量认证，成为世界上第九个获得该认证的反兴奋剂机构。进一步规范了我国兴奋剂管制的过程，有力地保证了反兴奋剂工作的质量。

中国兴奋剂控制质量体系主要包括兴奋剂管制、管理和支持、质量管理3个部分，共包括23个程序文件和56个支持性文件。通过认证后，中国兴奋剂管制的过程得到了世界大多数国家和反兴奋剂机构的认可。中国兴奋剂控制质量体系开发的合作方挪威国家反兴奋剂机构主任安德森·索赫姆代表挪威反兴奋剂机构在恭贺中国反兴奋剂质量控制体系通过认证时表示，“这是中国奥委会反兴奋剂委员会在反兴奋剂领域内取得的巨大成就，中国在不同场合向国际社会表达了反对在体育运动中使用兴奋剂的立场。这一体系获得国际认证，将保证中国运动员在公平、公正的环境中竞争，也将为2008年奥运会的反兴奋剂工作提供保障”。

为完善兴奋剂管制体系，进一步提高兴奋剂检查的科学性和有效性，中国奥委会反兴奋剂委员会在国家科技部的支持下，开发并建立了中国兴奋剂控制信息管理系统和数据库。在运动员行踪信息收集管理、检查计划制定、检查官信息管理、结果管理等兴奋剂管制的各个方面全面实行了数字化管理。

根据反兴奋剂工作的需要，2007年11月，经中央编制委员会办公室批复，国家体育总局反兴奋剂中心（对外名称“中国反兴奋剂中心”）正式成立。为中国的反兴奋剂工作提供了更好的组织保证。反兴奋剂中心的主要职责包括参与研究制定国家反兴奋剂的发展规划、规则和相关程序、标准；参与制定兴奋剂目录；组织、实施兴奋剂检查和检测，对检查结果进行管理；组织实施对兴奋剂违规事件的调查及听证；负责兴奋剂检测实验室的建设和管理；组织开展反兴奋剂的教育、培训、科研、咨询和国际交流等活动；监督各级各类体育组织开展反兴奋剂工作等。

中国反兴奋剂中心的建立，加强了兴奋剂管制过程的计划、协调、执行、监督和改进；明确了政府、国家反兴奋剂机构、国家体育组织各自在立法、执行、处罚上的定位；重新构建了新的反兴奋剂管理体系，为保障我国的反兴奋剂工作的健康发展提供有力了的组织和人力资源保障。

同时为了加强运动员的反兴奋剂工作，按照“荣誉共享、责任共担、分级管理”的原则，体育总局与所属各运动项目管理中心、各省（区、市）等相关单位签订《反兴奋剂工作责任书》，明确了体育总局、所属各项目中心、各地方体育部门在反兴奋剂工作中的责任和义务，齐抓共管，保证中国运动员干干净净参加奥运会，以维护奥林匹克运动的纯洁性。

2007年，国务院成立了由体育总局牵头任组长，教育、卫生、商务、信息产业、公安、药监、海关、工商、质监和奥组委等12个部门组成的兴奋剂问题综合治理协调小组，对国际上质疑我国兴奋剂非法生产、销售及进出口等问题，依照《条例》的有关规定，明确职责，采取措施，加强互相之间的配合与协作，合力开展综合治理。

2008年3月，国务院成立了由国家食品药品监督管理局牵头，8个相关部门参加的兴奋剂违法生产经营专项治理工作组，集中办公，开展兴奋剂生产经营专项治理工作。

2008年北京奥运会结束以后，多年来由国家体育总局科教司承担的兴奋剂检查结果管理、宣传教育等职能正式移交反兴奋剂中心，这就从机构设置和职能配置上解决了长期存在的机构分散、编制不足、管办不分等问题，进一步完善了立法、执行、处罚三者之间权利分立和相互制衡的机制，标志着我国基本形成了既符合中国国情，又与国际通行做法接轨的反兴奋剂管理体系。

第三节　中国反兴奋剂取得的成就

20世纪90年代的兴奋剂丑闻，使中国竞技体育遭遇了前所未有的危机。不仅是某些境外媒体和国际一些反兴奋剂组织，就连我们自己的同胞也开始怀疑中国对反兴奋剂的态度和立场。

为了彻底消除兴奋剂给中国体育带来的负面影响，更为了维护体育竞赛的公平公正、保护运动员的身心健康、保证运动员的合法权益，中国体育主管部门在逐步建立和完善法治体系和管理体系的同时，坚持依法开展反兴奋剂工作，并取得了举世瞩目的成就。

2007年，世界反兴奋剂大会闭幕之际，世界反兴奋剂机构主席庞德盛赞中国反兴奋剂工作堪称世界楷模。庞德表示，“如果你能看到中国为反兴奋剂采取的措施和付出的努力，你就会知道，全世界几乎没有国家比他们做得多”。

一、实验室建设

1984年2月，我国政府的体育主管部门国家体委决定，为了满足1990年在北京举办第11届亚洲运动会的需要，开始筹备建立兴奋剂检测中心。1987年6月，正式成立国家体委运动医学研究所，下设反兴奋剂实验室，主要任务之一是承担在我国举行的重大国际和国内体育赛事的兴奋剂检查、检测以及相关研究工作。

在缺少经费、设备、人才、技术经验的条件下，在时间紧、任务重的情况下要建成一个能通过国际奥委会兴奋剂检测资格认证的实验室，困难和压力可想而知。当时的中国百废待兴，经济建设处处需要资金，就是在那样困难的条件下，国家体委还是拿出了宝贵的外汇进口仪器和设备。

在有了仪器设备之后，更困难的是要建立所有违禁物质的标准试剂和标准阳性样品。当时在国际奥委会公布的禁用清单中，违禁物质已超过一百种，要想通过国际奥委会的认证就必须能准确地测出禁用清单上列出的所有违禁成分。要想买全这些标准阳性样品需要一笔很大的资金，这也是国外很多实验室建不起来的主要原因之一。不可能再张嘴向国家要了，更何况有些样品是花钱都买不来的。

比如，利尿剂是当时刚被宣布为禁用物质的，国外的实验室也都才刚刚开始摸索检测方法。而每一种检测方法的认定，最终都要进行人体服药实验。在国外可以花钱雇人来做服药实验，但在我国行不通。首先是我们没有那么多钱，找不到服药对象；其次是雇人服药往往实验条件及留尿时间难以控制，实验容易出现误差。

实验室筹备人员决定以身试药，自己吃药制作阳性样品。作为反兴奋剂的专业工作者，他们很清楚兴奋剂对人体健康的危害，有些药不仅口服还要注射，呕吐头晕是家常便饭，有些药不仅损伤肝脏和肾脏，甚至能引发休克等生命危险。在巨大的风险面前，没有一位科技人员退缩，那些毒副作用很大的药物大家争着去试。服了刺激剂，兴奋得整晚睡不着觉；服了利尿药，一刻不停地要小便；服了麻醉药后双腿发软，连楼都上不了，躺在床上只能面朝天，稍侧一下脸就呕吐不止；有一名工作人员因服药后休克，不得不送到医院抢救；还有一名科技人员服药后全身过敏性红斑，住了十多天医院；有些药的代谢时间很长，根本不敢回家，怕出意外，就吃住在实验室，一边做好急救的准备，一边等待实验的结果。就这样，实验室工作人员几乎尝遍了绝大部分的禁用物质，及时收取到各种阳性尿样，及时准确地建立了我国第一个完整的兴奋剂样品库。

1989年，在先后通过了国际奥委会的两次预考和两次水平考试后，当年10月，国际奥委会医学委员会同意我国反兴奋剂实验室正式参加资格考试。几年的准备、努力和牺牲后，终于等到了这关键的时刻。

1989年11月9日上午11时，在国际奥委会医学委员会专门派来的兴奋剂检测专家克劳斯·尼泽尔博士的主持下，一场紧张的考试开始了。实验室的科技人员集中精力、排除干扰、细心操作、彻夜未眠、一鼓作气，用了不到24小时就完成了10个考试尿样检测工作。第二天上午，主考官尼泽尔博士宣布考试结果全部正确！实验室沸腾了，每一位参加考试的反兴奋剂工作人员都流下了激动的泪水。

尼泽尔博士也抑制不住激动的心情，热情地赞扬说："我主考过5个国家的实验室考试，中国实验室是考得最快的一个。"他对中国同行在短短三年时间里就具备完成国际奥委会医学委员会资格考试的实力由衷地钦佩，他说："中国兴奋剂检测中心科技人员的进取精神和勤奋作风给我留下了深刻的印象。"

1989年12月8日，国际奥委会第一副主席、医学委员会主席梅罗德亲王在瑞士洛桑国际奥委会总部正式把国际奥委会的资格确认证书交到了中国奥委会主席何振梁手中，并对中国兴奋剂检测中心在短短三年内就达到这么高的水平给予了高度的评价。

当时世界上仅有不到20个实验室通过了国际奥委会的认证，亚洲有两个。我国的实验室是发展中国家中第一个得到国际奥委会认证的兴奋剂检测实验室。

在国际上这样的A级实验室从筹建到通过认证一般要经过6～8年的时间，而我们从1986年3月开始筹建仅仅用了3年多的时间就一次通过考试。而最值得骄傲的是我国自己建立的阳性样品数据库也是世界上最全的几个实验室样品数据库之一。

为了表彰中国兴奋剂检测中心做出的成绩，1990年4月13日中国兴奋剂检测中心在北京受到国家体委、卫生部和北京市人民政府的嘉奖表彰。同年，中国兴奋剂检测中心出色地完成了北京亚运会的兴奋剂检查和检测工作，并因“兴奋剂检测方法的研究与实施”获得了国家体委科技进步特等奖和国家科技进步奖一等奖。

实验室自建成以来圆满完成了2008年北京奥运会及所有在中国举办的国际综合性体育赛事，如亚运会、东亚运动会、世界大学生运动会，以及各单项国际体育比赛和全运会等大型体育赛事的兴奋剂检测工作。不仅承担着中国反兴奋剂工作的常规检测任务，同时还有世界反兴奋剂机构、东南亚运动会等综合性运动会以及其他国际体育组织和反兴奋剂组织委托的兴奋剂检测工作。检测数量从1990年最初的165例不断增加，2008年达到历史最高，当年完成检测18548例，检测数量在世界反兴奋剂机构认证的34家实验室中排在第三位。近几年检测样品数量保持在年15000例左右。

由于新的兴奋剂不断出现，检测技术飞速发展，被认证的实验室也不能吃老本，必须跟上世界科技的发展。为保证兴奋剂检测的准确无误，国际奥委会每年要对已确认的实验室进行严格的资格复试。为此，每年都会有几个实验室因通不过资格复试而降低资格或取消兴奋剂检测资格。在1994年的年度复试后，日本和韩国的实验室就被取消了兴奋剂检测资格。而丹麦、美国、澳大利亚、希腊和俄罗斯等国的实验室都有过从一类实验室降为二类实验室的经历。可见国际奥委会每年年度复试的难度有多高（世界反兴奋剂机构成立后由该机构认证复试）。截止到2015年，在历年的年度复试中，中国反兴奋剂中心实验室都顺利通过复试，是亚洲唯一一个连续20年复试合格的实验室。

遗憾的是在2015年10月，中国反兴奋剂中心实验室在世界反兴奋剂机构所进行的双盲考试中出现错误结果，从2016年4月21日起被暂时停止检测资格4个月。在此期间，实验室经过整改并满足了世界反兴奋剂机构纪律委员会的要求。经多次实地考核后，世界反兴奋剂机构认可实验室已完成技术整改并达到评审要求，于2016年8月15日致函中国反兴奋剂中心实验室，决定立即恢复实验室认证资格。

这次世界反兴奋剂机构暂停中国反兴奋剂中心检测实验室认证资格的事件，不仅对实验室是一次深刻的教训，也为我国反兴奋剂工作敲响了警钟，在反兴奋剂工作中不能有丝毫怠慢，停滞不前就是后退，只有不断完善法制建设、提高管理水平，才能保障我国的体育事业健康、良性、有序地发展。

二、严格检查、严肃处理

自20世纪90年代以来，我国在全国范围内实施了统一的兴奋剂检查计划，检查数量逐年大幅提高。1990全年兴奋剂检查仅165例，近年来年检查数量始终保持在15000例左右，从1990年到2016年，27年间兴奋剂检查数量超过17万例。从1998年开始，不仅实施尿样检查还开展了血液检查，2000年启动同位素质谱检查，2012年启动运动员生物护照（ABP）兴奋剂检查项目。

兴奋剂检查的范围涵盖全国性体育社会团体注册的运动员、省级以上体育竞赛的参赛运动员，涉及120多个运动项目和分项，包括夏季和冬季奥运会的全部比赛项目。

为进一步提高兴奋剂检查的科学性和有效性，我国从1991年开始实施赛外检查，当年赛外检查所占检查总数的比例仅为16.7%。之后，赛外检查的比例逐年增加，到2016年赛外检查所占比例已达到70%左右。

为保证赛外兴奋剂检查的质量，采取多种措施，细化工作流程，科学制定兴奋剂检查计划。为确保运动员能够随时接受赛外检查，中国反兴奋剂中心建立了重点运动员兴奋剂检查库并每年更新，要求所有在全国单项协会注册的重点运动员必须及时报送行踪信息，无条件接受赛外兴奋剂检查。

全国运动会是国内举办的规模最大、最重要的综合性运动会，每4年举办一次。第12届全国运动会于2013年8月31 日至9月12日在辽宁省举行。该届全运会共有38 个代表团9000多名运动员参加。赛会期间，共有4人5次创5项亚洲纪录，11人3 队18次创14项全国纪录，1人1次创1项全国青年纪录。在田径、游泳、举重、自行车等项目上，有多项成绩可进入今年世界锦标赛的前三名。

第12届全国运动会决赛期间共进行了2572次兴奋剂检查，其中尿检2352例，血检220例，血检中包括103例生物护照检查，总检查数量创历史新高。未出现一例阳性，这也是自1993年第7届全运会开展兴奋剂检查历史以来的首次。

正是基于这种严格、有效的兴奋剂检查，我国运动员兴奋剂检测阳性率从20世纪90年代初的1.8%，下降到目前的0.4%—0.5%。近年来，中国体育代表团参加各项世界大赛时都把“干干净净参赛”作为重要目标之一。

2000年悉尼奥运会，中国代表团一举夺得28枚金牌，运动成绩实现了历史性突破，奥运会期间117人接受兴奋剂检查，没有发生一例阳性。4年后的雅典奥运会，中国代表团又一次经受住了考验，取得历史性突破的32枚金牌，奥运会期间有152人接受兴奋剂检查，没有发现任何兴奋剂违规。第30届夏季奥运会于2012年7月27日至8月12日在英国伦敦举行，中国体育代表团396名运动员参加了23个大项212个小项的比赛，并取得了境外参赛奥运会的最好成绩，共获得38枚金牌、27枚银牌、23枚铜牌，奖牌总数88枚，位列奥运会金牌榜排名第二和奖牌榜排名第二，打破6项世界纪录和6项奥运会纪录。在本次奥运会期间，中国代表团运动员共接受了272例的兴奋剂检查，没有出现任何兴奋剂问题，实现了运动成绩和精神文明双丰收的参赛目标。

然而，令人遗憾的是在2016年里约奥运会期间，我国有两名运动员兴奋剂检查阳性，这也是自1992年以来，中国运动员在奥运会中首例兴奋剂检查阳性。随后，在国际奥委会公布的对2008年北京奥运会样本复检结果的公告中，3名中国女子举重运动员复检呈阳性。这两起兴奋剂事件，再次给我国反兴奋剂工作敲响了警钟，提醒我们在反兴奋剂的道路上决不能有丝毫麻痹懈怠，对兴奋剂违规绝不姑息。

针对3名中国女子举重运动员复检阳性结果，中国举重协会表示，将按照国际举重联合会和国际奥委会相关规定要求，积极配合调查。如经查证确实存在违规行为，将对相关责任人依法从严从重给予处罚。中国举重协会将组织开展形式多样的反兴奋剂宣传教育，进一步建立严格的反兴奋剂责任制度，配合中国反兴奋剂中心开展大量的、严格的兴奋剂检查，严厉打击兴奋剂违规行为。

自1990年我国开展反兴奋剂工作以来，截止到2016年底，共查出兴奋剂违规560例左右。在我国体育界发生的所有兴奋剂违规行为，所有涉及的运动员及其辅助人员和单位都受到了相应的处罚。

处罚本着依法、严肃、公正、处罚与教育相结合的基本原则，内容包括法律的、行政的、技术的和经济的处罚。主要处罚措施如下。

运动员：第一次发生违规行为给予2年停赛及适当罚款；第二次发生违规行为给予终身禁赛并罚款。

教练员：对主管教练员给予不少于1年（如负有直接责任则不少于2年）的停赛处罚和罚款，第二次发生时终身取消教练资格。

相关单位：给予警告、取消参赛资格及罚款。

三、出色完成北京奥运会兴奋剂检查与检测

经国际奥委会批准，北京奥运会实施4500例兴奋剂检查（实际检查4770例）。为确保检查计划的顺利实施，北京奥组委反兴奋剂处从2007年2月开始编制了28个项目的《兴奋剂检查协议书》，其间与28个国际单项体育联合会及国际奥委会经过反复沟通、修改，历时15个月，于2008年5月与28个国际单项体育联合会及国际奥委会签署奥运会《兴奋剂检查协议》。奥运会比赛检查依据已签署的《兴奋剂检查协议》实施。

要实现高标准地完成奥运会兴奋剂检查工作，足够的专业人员是关键因素之一。北京奥运会涉及7个城市35个场馆，设立41个兴奋剂检查站，共需兴奋剂检查工作人员接近千人。其中，需要新招收并培训将近800名专业志愿者。通过系统化、科学化的培训和演练，将北京奥运会所需的兴奋剂检查专业人员打造成一支高素质、高水平的兴奋剂检查队伍，解决了专业人员匮乏的问题，这是奥运会兴奋剂检查工作最终得以高水平实施的关键。

为了满足2008年奥运会对兴奋剂检测的需求，国家投资数千万元，建成了5600平方米的新实验大楼，更新了检测设备，为顺利完成2008年奥运会的兴奋剂检测任务奠定了良好的基础。自北京奥运会开幕1年前开始，实验室经过8个月的测试赛，经历了5次世界反兴奋剂机构的考试和3次实地考察，经过了3次实验室认证，完全达到了奥运会兴奋剂检测标准。在奥运会期间，总共分析样品接近5600例，阳性10例，最高峰值一天分析样品341例，检测质量得到了国际奥委会的充分肯定。

奥运会结束后，国际奥委会医学委员会主席，世界反兴奋剂机构副主席阿尔内·林奎斯特（Arne Ljungqvist）先生来到中国反兴奋剂中心，在同全体反兴奋剂工作人员合影时说：“从我参加国际奥委会医学委员会的兴奋剂检查工作以来，本届奥运会的兴奋剂检查工作是最出色的。你们是我所见过最好的兴奋剂管制团队，很显然，如果没有你们，这一切都是不可能的。请允许我再一次向你们表达我的感谢之情。”

中国反兴奋剂工作通过20多年的不懈努力，工作水平和质量明显提高，成效有目共睹。同时我们也应清楚地认识到，反兴奋剂是一项长期、复杂、艰巨的

斗争，我们面临的形势不容乐观，必须通过进一步提高认识，健全法制，加强教育，尤其是对青少年的教育，提升兴奋剂检查质量和检测技术来适应反兴奋剂工作发展的要求。

中国体育存在兴奋剂问题，这是不争的事实。但是，在竞技体育中反对使用兴奋剂，我国政府的态度和立场是明确而坚定的。中国政府有决心、有信心、有能力继续与使用兴奋剂的行为进行坚决斗争，为保护运动员和广大青少年的身心健康，维护公平竞争的体育道德，为弘扬奥林匹克精神，促进体育运动的健康发展做出更大的贡献。

中国在反兴奋剂的斗争中取得的成绩举世瞩目，我们的努力终于重新赢得了国际体育界的尊重。前国际奥委会主席萨马兰奇对中国的反兴奋剂工作充分肯定，在接受记者采访时曾表示，在世界范围的体育界反对服用兴奋剂的斗争中，中国是世界上斗争力度最大的国家之一，并为其他国家树立了榜样。

第五章　兴奋剂清单

在竞技体育中禁止使用的物质和方法统称为兴奋剂，国际体育组织列出所有兴奋剂的清单被称为《禁用清单》。从1967年第一份《禁用清单》发布到2002年，《禁用清单》都是由国际奥委会医学委员会修改调整并定期发布，在此期间某些国家和国际单项体育组织会根据国际奥委会发布的《禁用清单》结合本国国情或项目自身特点不定期颁布自己的《禁用清单》。

世界反兴奋剂机构成立以后，开始制定《禁用清单》国际标准。2003年作为向标准化过渡，《禁用清单》由国际奥委会和世界反兴奋剂机构共同发布，从2004年开始，《禁用清单》作为《世界反兴奋剂条例国际标准》正式由世界反兴奋剂机构统一发布，每年1月1日起执行当年的《禁用清单》。

第一节　《禁用清单》的演变

1967年，国际奥委会医学委员会发布了反兴奋剂历史上第一份在竞技体育中禁止使用的药物清单，并正式宣布在1968年格勒诺布尔第10届冬奥会上依据这份《禁用清单》试行兴奋剂检查。当时《禁用清单》中的禁用药物只有几种，主要是刺激剂和麻醉止痛剂。

1968年7月，国际奥委会医学委员会在瑞士洛桑召开会议，讨论、总结了格勒诺布尔冬季奥运会试行兴奋剂检查的经验，对禁用物质作了进一步补充说明，即如果使用了无营养作用，但却能靠其成分或剂量刺激人体能力的药物，即使用于治疗，也将被视为兴奋剂违规。

为了同日益增多的滥用兴奋剂现象坚决斗争，国际奥委会医学委员会决定在1968年墨西哥城夏季奥运会上正式进行全面的兴奋剂检查。并对《禁用清单》做了修改和补充。这份《禁用清单》主要包括以下药物。

拟交感胺类：包括苯丙胺、麻黄素及类似药物；

中枢神经系统刺激剂：包括士的宁及类似药物；

麻醉止痛剂：包括吗啡、美散酮及类似药物。

此后，伴随着医药化学的飞速发展，被认为能改变运动员在赛场表现的物质不断涌现，运动员使用兴奋剂的现象并没有因为在奥运会中正式实施兴奋剂检查而减少，滥用兴奋剂的现象反而愈演愈烈。

1972年慕尼黑第20届奥运会时禁用物质增加到26种。以后，每届奥运会前公布的《禁用清单》都在不断扩大。到1988年已经划分为5大类100多种。

1988年，来自27个国家的85名代表和10个国际体育组织的代表，在加拿大渥太华召开的反对在体育运动中使用兴奋剂会议上，对兴奋剂的定义做了新的诠释，即一切违反医学和体育道德，用来提高运动成绩的物质和方法，都将禁止在体育运动中使用，包括那些专门设计用来提高运动成绩的物质。与会代表一致同意加强国际合作，共同采取行动，与体育运动中服用兴奋剂的现象斗争。

1989年，国际奥委会医学委员会公布了新一期《禁用清单》，在这份《禁用清单》中，首次列入了禁用方法。该《禁用清单》分成3部分。

第一部分为禁用物质，包括刺激剂、麻醉剂、合成代谢类固醇、β-阻断剂、利尿剂和肽类激素及类似物。

第二部分是禁用方法，包括血液兴奋剂以及药理学、化学、物理学的方法。

第三部分是受一定限制的物质，包括酒精、大麻、局部麻醉剂和皮质类固醇。

这份《禁用清单》为今后世界反兴奋剂机构建立相关国际标准奠定了坚实的基础。

20世纪90年代初，国际奥委会又对使用兴奋剂作了如下补充：使用兴奋剂违反体育和医学科学的伦理道德。使用兴奋剂包括使用属于禁用药物类的有关物质以及使用各种不同的禁用方法。

1990年以后，国际奥委会医学委员会基本每年修订一次《禁用清单》，如果发现某些药物或方法可以提高运动成绩并有损运动员身体健康，就会将其及时补充进去。为了防止运动员投机取巧，服用类似的或新发明的药物，从1992年开始，在大部分禁用物质种类前都注明：该物质“以及其代谢物和异构体，包括但不仅限于”该种物质；或在后面注明：该物质“以及其他具有相似化学结构或相似生物作用的物质”。在加上此两句说明后，实际禁用物质远远超过《禁用清单》中所列出的物质，据初步估算，目前禁用物质已经超过2000种。

以下仅以类固醇（steroid）为例简要说明相似化学结构的物质。

类固醇是广泛分布于生物界的一大类环戊稠全氢化菲衍生物的总称。由 3个六碳环己烷（A、B、C）和一个五碳环（D）组成的稠合四环化合物。类固醇分子中的双键数目和位置，取代基团的类型、数目和位置，取代基团和环状核之间的构型以及环与环之间构型的不同和变化构成了各种各样不同功能的类固醇。

睾酮是最早人工合成的蛋白同化雄性激素类固醇的代表物质，图1是睾酮的分子结构。

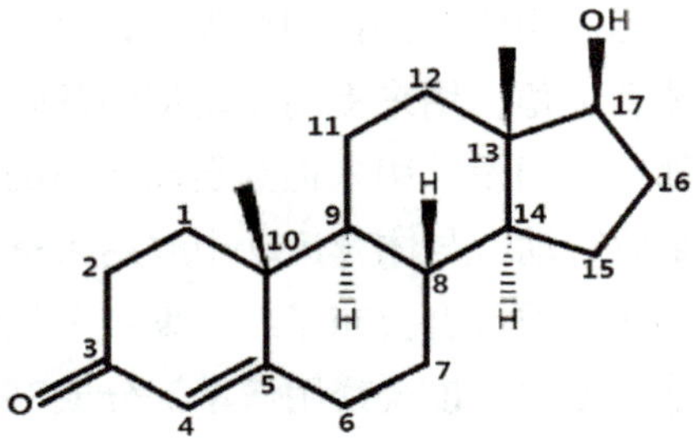

图1 睾酮的分子结构

在睾酮的C17位置上加入一个甲基后可形成新的类固醇——甲基睾酮（methylestosterone，甲睾酮），如图2所示。加入甲基后的睾酮口服后不易被肝脏分解。

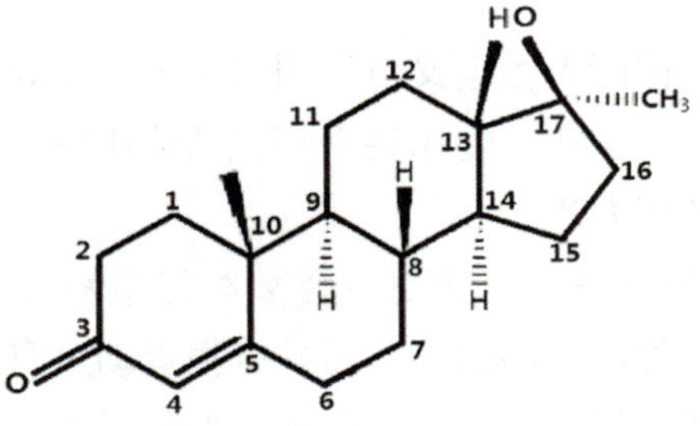

图2 甲基睾酮的分子结构

甲基睾酮的雄性作用和蛋白同化作用比大约是1∶1。为了减少雄性作用提高蛋白同化作用，在甲基睾酮的基础上去掉两个氢原子，这样改造后，它的蛋白同化作用没变，而雄激素作用则大大降低。因为去氢甲睾酮（methandrostenalone）的雄性作用降低，突出了蛋白同化作用，为了与其他蛋白同化雄性激素类固醇有明显的区别，所以商家在针对体育市场推广时，给它起了一个响亮的名字——大力补（dianabol）。

自从20世纪30年代蛋白同化雄性激素类固醇被合成以来，对它的修饰、改造合成就从来没有停止过，新产品不断涌现。

2003年10月，美国反兴奋剂机构（USADA）公布了一则震惊国际体育界的消息，发现美国和国外的一些田径选手服用了可以增强肌肉力量的新型兴奋剂——四氢孕三烯酮（tetrahydrogestrinone，以下简称THG）。这种兴奋剂属于一种类固醇，是由两种药物合成的肌肉强化剂，在常规的兴奋剂检测中是检测不到的。而这次事件是因为有一位美国田径教练将一支留存有THG的注射器寄给了美国反兴奋剂机构，才使得这种药物的检测方法被很快研究出来并被国际反兴奋剂界认识。

THG是一种专为运动员精心设计的兴奋剂。在美国联邦调查局（FBI）掌握大量证据的压力下，美国旧金山巴尔科（BALCO）实验室老板维克多·孔特（Victor Conte）不得不供出了27人的客户名单，其中包括马瑞恩·琼斯（Marion Jones）、蒂姆·蒙哥马利（Tim Montgomery）等美国田径世界冠军以及棒球、橄榄球的名将。

2003年11月5日，国际奥委会（IOC）和世界反兴奋剂机构（WADA）在瑞士洛桑发表的一份联合声明中指出，THG作为一种隐蔽型的类固醇，是由孕三烯酮（gestrinone）和去甲雄三烯醇酮（trenbolone）改造合成。由于在现行的《禁用清单》中已包含有孕三烯酮，所以与孕三烯酮有相似化学结构的THG也属于禁用物质。

通过以上实例，说明禁用物质及其代谢物和异构体，具有相似化学结构或相似生物作用物质的多样性和复杂性。

世界反兴奋剂机构成立以后，在制定《世界反兴奋剂条例》的同时，开始制定各种国际标准。2002年9月，世界反兴奋剂机构和国际奥委会共同发布了2003年度的《禁用清单》，这也是国际奥委会最后一次发布《禁用清单》。这份《禁用清单》中最引人注目的是，第一次在禁用方法中加入了基因兴奋剂。世界反兴奋剂机构主席理查德·威廉·庞德（Richard William Pound）说，此次在《禁用清单》中引入了基因兴奋剂的概念，是因为世界反兴奋剂机构和国际奥委会考虑到了使用兴奋剂技术所出现的重大变化。新的医学技术可以在反兴奋剂斗争中引发新的挑战，但我们已同科学界和医学界一起，做好了迎接这一挑战的准备。时任国际奥委会主席雅克·罗格（Jacques ROGGE）说，新清单已将未来的危险考虑在内，并且继续遵循国际奥委会的一项基本原则，就是保护运动员的健康。

从2004年开始，《禁用清单》作为国际标准成为《世界反兴奋剂条例》不可分割的一部分，由世界反兴奋剂机构随时修订，并每年公布一份新的清单，在新的《禁用清单》生效前3个月，世界反兴奋剂机构会通报给各国际单项体育联合会、各国家奥委会和其他奥林匹克伙伴。新的《禁用清单》于每年的1月1日起开始执行。

第二节 《禁用清单》解析

《禁用清单》分为3个部分。

一、所有场合禁用的物质和方法（赛内和赛外）

（一）禁用物质

S0. 未获批准的物质

在本清单所有章节中尚未涉及的、且未经任何政府健康管理部门批准用于人体治疗的药物（例如尚在临床前或正在临床试验阶段或已经终止临床试验的药物、策划药物、仅批准作为兽药的物质），在所有情况下禁用。

从2011年开始，《禁用清单》中增加了未获批准的物质，其中策划药物指为规避现行药品法律法规或法律管制，合成的禁用药物或类似物，以及一切不适合纳入S1至S9部分的物质，彰显了《禁用清单》的前瞻性和预防性。

S1. 蛋白同化制剂

包括蛋白同化雄性类固醇和其他蛋白同化制剂。

代表物质：大力补、诺龙、康力龙、THG、克仑特罗等。

作用：蛋白同化制剂，可以促进蛋白质的合成，刺激肌肉细胞和骨骼细胞生成，增加肌肉，使肌肉发达增加肌肉爆发力，也可增强耐力使运动员在一定时间内增加训练强度和延长训练时间，以及在大运动量训练后更快得到恢复。因此，蛋白同化制剂是目前运动员使用最多的兴奋剂，尤其是在力量、速度、耐力等类项目上。

危害：由于该类药物起效相对较慢，一般需长时间服用，其毒副作用发生较慢，且延续时间较长。服用类固醇后，会使肌腱的脆性增加，尤为常见的是肌腱撕裂；合成类固醇对肝脏的损害随服药剂量和时间的增加而增大，最普遍的问题是高血压和低密度脂蛋白胆固醇的增加导致胆道阻塞性黄值和肝功能异常，长期大量滥用合成类固醇会引起肝脏并发症肝紫癜，导致血管异常，可以致命； 合成类固醇还可导致性别和生殖系统的紊乱，而且这些紊乱在长时间停药后常常也不能复原；青春期前的儿童服用合成类固醇可阻碍性器官和骨骼的发育，促使长骨骺软骨过早骨化愈合，造成不可逆的终身矮小。另外，合成类固醇还有潜在的毒副作用可引发再生障碍贫血、范可尼贫血、营养不良性贫血、肾脏系统、心血管系统灾难性的后果，严重的可导致不孕不育、肿瘤、猝死。

S2. 肽类激素、生长因子、相关物质和模拟物

代表物质：主要包括促红素类（EPO）、缺氧诱导因子（HIF）稳定剂类、绒促性素（CG）及促黄体生成素（LH）及其释放因子、促皮质素类及其释放因子、生长激素（GH）及其释放因子、成纤维细胞生长因子类（FGFs）、胰岛素样生长因子（IGF-1）以及其他任何作用于肌肉、肌腱或韧带组织，影响蛋白质的合成/分解、血管结构、能量利用、再生能力或纤维类型转换的生长因子等。

作用：肽类激素的作用是通过刺激肾上腺皮质生长、红细胞生成等实现促进人体的生长、发育。促红细胞生成素可以提高血液中的血红蛋白含量及促进血细胞比容上升，进而提高携氧能力和耐力。

危害：大量摄入会降低自身内分泌水平，损害身体健康，还可能引起心血管疾病、糖尿病等。大量生成红细胞可以使人体血液处于高黏滞状态，流动明显减慢，在运动中大量体液挥发后，血液黏滞变得更为明显，可影响凝血机制的正常稳定，增加心脏负荷，极大提高心脏病和猝死的发病率，严重的将导致癫痫发作、静脉血栓形成、肺栓塞猝死等。滥用肽类激素还会形成较强的心理依赖。

S3. β2—激动剂

代表物质：除按照规定剂量吸入使用沙丁胺醇（salbutamol）、福莫特罗（formoterol）、沙美特罗（salmeterol）外，所有β2—激动剂，包括其全部相应

的旋光异构体。

作用：通过兴奋气道平滑肌和肥大细胞膜表面的β2受体，能舒张气道平滑肌、增强气道纤毛运动、促进气道分泌、降低血管通透性、减轻气道黏膜下水肿等，有利于氧气吸入，缓解哮喘症状。

危害：长期应用导致哮喘病人气道炎症加重，还会出现反弹效应，也就是说，当停药时，哮喘症状比以前更严重，使哮喘病情恶化。

S4. 激素及代谢调节剂

代表物质：芳香酶抑制剂（氨鲁米特）、选择性雌激素受体调节剂（SERMs）、其他抗雌激素作用物质（氯米芬）、调节肌抑素（myostatin）功能的制剂和代谢调节剂（胰岛素类）等。

作用：可降低血浆雌激素水平，抵消蛋白同化制剂代谢后转化生成的雌激素。

危害：胃肠功能紊乱（厌食、恶心、呕吐和腹泻）、乏力、忧郁、头痛或皮疹以及雄性激素的副作用等。

S5. 利尿剂和掩蔽剂

代表物质：丙磺舒、血容量扩充剂类、坎利酮以及噻嗪类等。

作用：利尿剂是用来促进体液从组织中排出的，在比赛中，运动员常常用来迅速减轻体重，从而参加小级别的比赛，主要用于控体重的项目，如举重、柔道、摔跤等。因其可促进体液排泄，有些运动员抱着侥幸心理，以为可以将服用的其他兴奋剂代谢物快速排出体外以逃过兴奋剂检查，而将利尿剂当作掩蔽剂使用。

危害：会导致身体电解质紊乱、脂肪代谢紊乱、糖代谢改变、肌肉血流改变、肌病等一系列不良后果，由于运动员在运动中高热、脱水、疲劳和糖原耗竭的机会远远大于普通人，会带来较常人更严重的影响，更有甚者可危及生命。

（二）禁用方法

M1. 篡改血液和血液成分

代表方法：向循环系统内注入或回输任何来源及任何数量的自体、同种异体（同源）或异源血液或血红细胞制品；人为提高氧气摄入、输送或释放的方法（补充氧气不再禁用）；通过物理或化学手段，以任何形式向血管内输送全血或血液成分。

作用：通过将血液、血红细胞制品以及血液替代品输入体内，或通过血液透析等物理和化学方法达到增加血液中红细胞值或血红蛋白含量，以增加携氧能力和提高耐力。

危害：加重心血管的血液循环，增加心脏负荷，可引起休克，若输注异体或异源血，有可能会出现过敏反应，引起急性溶血并伴随肾功能损害。另外，还有感染肝炎、艾滋病等的危险。

M2. 化学和物理篡改

代表方法：在兴奋剂检查过程中，篡改或企图篡改样品的完整性和有效性的行为（如置换尿样或使用蛋白酶改变尿样性质等）；在短时间内大剂量静脉输液和注射等。

作用：逃避兴奋剂检查。

危害：彻底背叛体育精神。

M3. 基因兴奋剂

种类：转入核酸聚合物或核酸序列；使用常规或经基因修饰的细胞。

作用：提高运动能力。

危害：违背体育精神和伦理道德。

二、赛内禁用的物质

S6. 刺激剂

代表物质：如苯丙胺、可卡因、麻黄碱等。

作用：刺激剂是最早公布的违禁药物之一，对神经和肌肉起直接的刺激兴奋作用，能够增加刺激性、暂时缓解疲劳，使运动员的恢复调整时间大幅减少。

危害：刺激剂能在运动员已经开始感到疲劳的状态下推迟疲劳界限、产生幻觉、神经错乱，长期使用成瘾，超剂量服用可造成生命危险。

S7. 麻醉剂

代表物质：海洛因、吗啡、美沙酮等。

作用：这类药物主要是通过直接作用于中枢神经系统而抑制疼痛的产生，可使肌肉麻醉、降低痛感、提高心理亢奋。这类药物有些具有刺激作用，有些能起到镇静或抑制作用，它们的缓解伤痛效果也许能让运动员忘记一时的伤痛放松身心并延长运动时间。

危害：麻醉止疼剂会使身体保护机制被抑制，从而身体强行运动，对原受伤组织可能造成更严重的甚至永久的伤害。使用麻醉剂还会抑制呼吸、心跳过速，导致血压下降，还会引起白血球减少。这类药物持久使用会改变人的性格，引起严重的生理和心理伤害，滥用麻醉剂者成瘾，产生幻觉，神经错乱，容易卷入暴力行动和犯罪活动中，超剂量服用麻醉剂可造成生命危险。

S8. 大麻（酚）类

代表物质：包括天然或合成以及具有类大麻作用的物质。

作用：使运动员产生幻觉。

危害：吸食大麻使人脑功能失调，记忆力受损害，平衡功能发生障碍、意识混乱及精神病反应，长期地摄入大麻可引起脑的退行性变脑病；可诱发精神错乱，偏执狂和妄想型精神分裂症等中毒性精神病。大麻的致畸、致癌、致突变实验均为阳性。有研究表明大麻中的化学物质会妨碍精子与卵子结合完成受精过程从而影响人的生育能力。

S9. 糖皮质激素类

代表物质：氢化可的松、泼尼松、地塞米松等，所有糖皮质激素禁止口服、静脉注射，肌肉注射或直肠给药。

作用：糖皮质激素是维持生命所必需的物质，对蛋白质、糖、脂肪、水、电解质代谢及多种组织器官的功能有重要影响。因此类物质具有一定的蛋白同化功能，超生理量的糖皮质激素具有抗炎、抗过敏和抑制免疫等多种药理作用。

危害：长期使用这类物质可引起下肢浮肿、紫纹、易出血倾向、创口愈合不良、引起各种真菌和病毒感染、肌无力、肌萎缩、低血钾综合征、骨质疏松或骨折、肱或股骨头缺血性坏死、脊椎压缩性骨折、长骨病理性骨折、消化性溃疡或肠穿孔、胰腺炎、青光眼、白内障、良性颅内压升高综合征，糖皮质激素长期大量应用亦可能引起肝细胞脂肪浸润、儿童生长受到抑制。与其他药物合用更需谨慎，比如可增强对乙酰氨基酚的肝毒性，非甾体消炎镇痛药可加强糖皮质激素的致溃疡作用，与两性霉素B或碳酸酐酶抑制剂合用时，可加重低钾血症，长期与碳酸酐酶抑制剂合用，易发生低血钙和骨质疏松，三环类抗抑郁药可使糖皮质激素引起的精神症状加重，与强心苷合用，可增加洋地黄毒性及心律失常的发生。

三、特殊项目禁用物质

P1. 酒精（乙醇）

仅在下列项目中赛内禁用：空中运动、射箭、汽车运动、摩托车运动、动力艇。通过呼吸气体或血液进行检测。

代表物质：酒精（乙醇）。

作用：进入人体的乙醇由于不能被消化吸收，会随着血液进入大脑。在大脑中，乙醇会不加区别地同许多神经元受体结合，改变多巴胺分泌的自动调节，适量情况下可起到镇静和提高对肌肉的控制作用。

危害：酒精会加速降低血液中的含糖量，出现低血糖症状。喝酒过量会出现头晕、软弱无力，以及焦虑、抑郁等心理问题。酒精依赖会引发心血管疾病、肝脏损伤、消化道癌症。酒精还会阻碍胎儿正常发育。

P2. β-阻断剂

下列项目赛内、赛外均禁用：射箭、射击。

下列项目仅在赛内禁用：汽车运动、台球、飞镖、高尔夫、滑雪/单板滑雪（包括的项目：跳台滑雪、自由式滑雪、空中技巧 / U型槽、单板滑雪U型槽/空中特技）、水下运动（包括的项目有恒定配重 — 有蹼 / 无蹼，动态直线 — 有蹼/无蹼，无限制自由下潜，有蹼水下绕桩，水下渔猎，静态闭气，目标射击和变量配重下潜）。

代表物质：醋丁洛尔（醋丁酰心安）、普萘洛尔（心得安）等。

作用：β-阻断剂是用来降低血压、减慢心率和阻断刺激性反应的，可使肌肉放松，缓解紧张和焦虑，可以提高动作的稳定性。

危害：可导致突发性支气管痉挛，由于其会降低血压和减缓心率，造成睡眠障碍，甚至诱发中枢神经系统的抑郁症状，还可能导致男子性功能异常。

另外，《禁用清单》从以上3个部分的禁用物质中划出一部分特定物质，这些物质有的属于通用医药产品，容易引起非故意违规；有的不大可能被成功地滥用为兴奋剂。只要运动员能证明使用这些物质的目的不是为了提高运动成绩，涉及这类物质的违规行为可从轻处罚。

特定物质是指除《禁用清单》上列出的蛋白同化制剂；肽类激素、生长因子、相关物质和模拟物；调节肌抑素功能的制剂和代谢调节剂；非特定刺激剂以及禁用方法外的其他禁用物质都属于“特定物质”。

第三节 《禁用清单》的权威性

一、禁用物质评估

《禁用清单》中所列出的物质和方法，以及这些物质未列在清单内的代谢物和异构体，以及具有相似化学结构或相似生物作用的物质统称为兴奋剂。《禁用清单》是各项赛事和赛外检查中检测运动员是否违规的依据和标准，作为国际标准，具有世界范围内的权威性。因此，任何一种物质和方法是否被列入《禁用清单》中，都需要经过严格的评估和审核。

根据《世界反兴奋剂条例》规定，如果世界反兴奋剂机构确认某种物质或方法符合以下3个标准中的两个，则该种物质或方法将被考虑列入《禁用清单》中。

（1）医学或其他科学证据、药理学作用或经验证明，该种物质或方法，在单独使用或与其他物质和方法一起使用时，可能提高或能够提高运动能力；

（2）医学或其他科学证据、药理学作用或经验证明，使用该种物质或方法可对运动员的健康造成实际的危害或潜在的危害；

（3）世界反兴奋剂机构确定，使用该种物质或方法违背了《反兴奋剂条例》导言中提及的体育精神。

除了符合以上3条标准中的两条被考虑列入《禁用清单》外，世界反兴奋剂机构还明确规定，医学或其他科学证据、药理学作用或经验证明，该种物质或方法具有掩蔽使用其他禁用物质或禁用方法的可能性，则该种物质或方法也将被列入《禁用清单》。

二、《禁用清单》与《兴奋剂目录》

《禁用清单》 作为国际标准，根据以上评估方法将禁用物质和方法列入清单，同时根据禁用物质的生物化学特性和对运动成绩的影响进行了非常细致的分类，对于兴奋剂检测具有科学的指导意义。但是这种分类与我国药品生产、流通等审批环节的分类与编码方面存在一些差异。另外，《禁用清单》作为世界反兴奋剂的国际标准，对我国药品生产、流通等领域并不具备法律效力。

因此，为了进一步贯彻落实中华人民共和国《反兴奋剂条例》，有利于各职能部门履行国务院赋予的反兴奋剂职责，国家体育总局会同商务部、国家卫生和计划生育委员会、海关总署、国家食品药品监督管理总局共同联合编制、发布《兴奋剂目录》，旨在对《禁用清单》中所列出的禁用物质在我国国内的生产、销售、贸易、进出口以及医疗过程中实施有效的监督管理。

在《兴奋剂目录》中，除了禁用物质的英文名称和通用名（别名）以外，还增加了海关商品编号，通过编号可以非常方便地查到这种物质的详细信息，极大提高了海关监管的效能。

国家食品药品监督管理总局要求药品生产企业所生产的含《兴奋剂目录》中列入物质的药品，必须在包装标识或产品说明书上标注“运动员慎用”字样。同时要求药品生产、经营企业关注《兴奋剂目录》调整工作，按照《反兴奋剂条例》的规定，做好含《兴奋剂目录》所列物质药品的生产、经营和进出口等管理工作。

三、通过《禁用清单》加深对兴奋剂的认识

从《禁用清单》的演变过程，我们可以对“兴奋剂”的概念得出更加深刻的认识。

第一，体育运动中的“兴奋剂”是一个行业专有名词，不同于临床医学、药物学中中枢神经兴奋剂的概念，与滥用药物兴奋剂也是有区别的，是国际体育组织对禁用物质和禁用方法的统称。

第二，兴奋剂不单单包括物质，也包括禁用方法。

第三，兴奋剂不仅包括具有兴奋功能的药物，还包括很多具有镇静、抑制或掩蔽功能的药物和物质。

第四，兴奋剂是一个动态的、变化的概念，随着体育科学、医药学以及社会学的发展而发展。因此，《禁用清单》每年都要做一些修订。

第五，前瞻性和预防性。从2011年增加了S0——未获批准的物质，其中策划药物指为规避现行药品法律法规或法律管制，合成的禁用药物的类似物，以及一切不适合纳入S1至S9部分的物质。

第六，权威性。世界反兴奋剂机构对列入《禁用清单》中的禁用物质和禁用方法以及禁用物质的分类是最终的，运动员或其他当事人不得以某种物质或方法不是掩蔽剂、不具有提高运动能力的潜在效力、不具有损害健康的危险或者不违背体育精神为由提出质疑。

第六章 兴奋剂管制

为了规范体育运动中的兴奋剂管制活动，根据国务院《反兴奋剂条例》和国家体育总局《反兴奋剂管理办法》（以下简称《办法》），参照《世界反兴奋剂条例》及有关国际标准，作为施行《办法》的配套规范性文件，国家体育总局制定了《体育运动中兴奋剂管制通则》（以下简称《通则》）。在《通则》中定义兴奋剂管制是指从制订检查计划到兴奋剂违规争议解决的全部步骤和过程，包括兴奋剂检查、检测、调查、治疗用药豁免、结果管理、听证、处罚和争议解决等环节。

《通则》中规定的启动或实施兴奋剂管制有关活动的反兴奋剂组织，包括中国奥委会、中国残奥委会、国家和省、自治区、直辖市，（以下简称省级）反兴奋剂机构、全国性和省级体育社会团体、赛事组织机构、其他体育社会团体和组织等。

第一节 兴奋剂检查与检测

一、兴奋剂检查

兴奋剂检查是指兴奋剂检查工作人员，按照规定的程序和标准，收集运动员用于实验室分析的样本，并将密封的样本和检查记录文件安全送达世界反兴奋剂机构认证实验室的整个过程。

从实施时间上来看，兴奋剂检查分为赛内检查和赛外检查，赛内检查是比赛检查的一种特殊形式。赛内检查指从运动员预计参加比赛前12 小时开始到比赛结束后一段时间内，任何参加比赛的运动员都有可能被挑选接受兴奋剂检查。赛外检查是指任何非比赛检查的兴奋剂检查，是兴奋剂检查的一种有效手段。

从收集样品的类型来看，兴奋剂检查又分为尿样检查、血样检查和呼吸气体检查。

根据国家体育总局《通则》，国家反兴奋剂机构有权对所有在中国境内的运动员和具有中国国籍、居住在中国的、持有中国证件、属于中国各级各类体育组织成员的运动员实施赛内和赛外兴奋剂检查。

反兴奋剂组织应当基于对运动项目的风险评估，合理考虑运动项目、运动员类别、检查类别、样本采集类型、检测类型之间的优先关系，制定和实施合理、有效、灵活、有针对性的检查计划。

列入国务院体育主管部门年度兴奋剂检查计划的检查由国家反兴奋剂机构组织实施；经国家反兴奋剂机构同意，其他反兴奋剂组织可以委托国家反兴奋剂机构实施检查；国家反兴奋剂机构可以授权其他反兴奋剂组织实施检查。有检查权的反兴奋剂组织可以随时随地对未退役运动员，包括处于禁赛期的运动员实施兴奋剂检查。

国家反兴奋剂机构依照有关规定对检查工作人员实施招募、培训、资质认证、派遣、监督、考核、奖惩等方面的管理。

兴奋剂检查依照检查的程序和标准及其他有关规定组织实施，委托和授权实施的检查还应当依照委托兴奋剂检查的有关规定执行。任何偏离标准程序的行为，都有可能造成最终检测结果不被承认。

以下简要介绍兴奋剂检查中常用程序的要点，如要全面了解完整的兴奋剂检查程序，请阅读世界反兴奋剂机构最新发布的《世界反兴奋剂条例检查和调查国际标准》。

1. 通知运动员程序

（1）兴奋剂检查工作人员和运动员彼此确认身份。

（2）兴奋剂检查工作人员通知运动员接受兴奋剂检查，并向运动员发放检查通知单，任何人都不得以任何理由拒绝或拖延接受检查。

（3）兴奋剂检查工作人员向运动员发放兴奋剂检查站通行证（仅赛内检查需要）。

（4）兴奋剂检查工作人员告知运动员所拥有及应承担的权力和义务：运动员应尽快到兴奋剂检查站报到；在到达检查站前不得排尿；运动员在接到通知后到检查结束整个过程中将接受检查工作人员的全程监督陪护；运动员可以要求一

名代表陪同见证除排尿过程外的全部检查过程（未成年人必须有代表陪同）。

（5）兴奋剂检查工作人员填写完成兴奋剂检查通知单，运动员核实信息后在检查通知单上签名。

（6）兴奋剂检查工作人员陪同运动员到兴奋剂检查工作站报到。

2. 候检程序

（1）运动员要登记后方能进入兴奋剂检查站（仅赛内检查需要）；

（2）运动员在检查站内补充体液，赛外检查运动员需自备饮料；

（3）禁止在检查站内吸烟、拍照和大声喧哗；

（4）全部检查完成后，运动员应登记签出（仅赛内检查需要）。

3. 尿样采集程序

（1）兴奋剂检查官确认运动员的身份。如果运动员是第一次接受兴奋剂检查，兴奋剂检查官会向运动员介绍样品采集程序，如果运动员有任何不明白的地方，应向兴奋剂检查官询问清楚。

（2）挑选取样杯。运动员用清水充分清洗双手后，从兴奋剂检查官提供的3个以上取样杯中自主选择一个密封、干净、未使用过的取样杯，打开并取出取样杯。

（3）样本采集。运动员在同性别的兴奋剂检查官陪同下一起进入卫生间，按照检查要求留取一定量的尿样。运动员在留尿过程中，会被要求移除妨碍兴奋剂检查官直接观察尿液离开身体的衣裤，上衣要卷起至胸部，衣袖要卷到肘部，将内裤退至膝部。排尿后，在洗手、穿衣之前，一定要把取样杯放在安全的地方（自己视线范围内且平稳的地方）并将取样杯盖紧。

（4）挑选样品器材。运动员携带尿样返回操作间，如果运动员提供的尿量不符合要求，兴奋剂检查将启动部分尿样程序。如果符合要求，兴奋剂检查官会指导运动员选择一套密封、干净、未使用过的样品器材，打开并取出A瓶和B瓶，确认外包装盒、A瓶、B瓶瓶身和瓶口上的5个编号是否完全一致，如果发现编号不一致或样品瓶不干净、有破损，可以向兴奋剂检查官提出另外挑选一套。

（5）样品分装和密封。如果运动员认为样品瓶没有问题，应在兴奋剂检查官的指导下打开样品瓶，按照兴奋剂检查官的要求将尿样分别装入B瓶和A瓶中，并立即封闭确保不会发生泄漏。

（6）样品初测。尿样密封后，兴奋剂检查官取剩余尿样用比重仪初步测量尿比重，以测定样品是否达到实验室检测的要求，如果没达到要求，兴奋剂检查官会要求运动员重新提供一份附加尿样（附加尿样程序同尿样采集程序）。

（7）完成检查记录单。兴奋剂检查官要将检查过程中的有关信息记录在兴奋剂检查记录单上，运动员要仔细核对兴奋剂检查记录单，核对所有信息无误后，运动员在兴奋剂检查记录单上签字，证明整个兴奋剂检查过程是按记录单上规定的程序正确完成的。如果是未成年人，整个检查过程必须有运动员代表在场，运动员代表一定要在兴奋剂检查记录单上签字，以证明观看了全部检查过程且没有问题。检查官应将标有交给运动员的那份记录单复写件交给运动员，并确认给实验室的复写件不含运动员的个人信息。

4. 部分尿样程序

（1）运动员提供的尿样容量不能达到实验室标准的，兴奋剂检查官会告知运动员必须再提供补充样品并启动部分尿样程序。

（2）兴奋剂检查官在兴奋剂检查记录单部分尿样栏填写部分尿量，并请监督排尿的检查官在兴奋剂检查记录单上填写其姓名并签名。

（3）兴奋剂检查官指导运动员挑选样品器材（同尿样采集程序）。

（4）兴奋剂检查官请运动员从至少三个部分尿样器材中挑选一个并打开。

（5）兴奋剂检查官指导运动员从样品器材盒中将A、B瓶取出，打开A瓶，并将全部尿样倒入A瓶，用部分尿样器材中的瓶塞将A瓶塞紧，切记不要去除A瓶上的红色安全环，以免样品瓶被误封。指导运动员将A瓶放回样品器材包装盒中，把瓶盖放在瓶塞上，将未打开的B瓶也放回包装盒中，盖上样品器材包装盒盖并用可重复粘贴的胶带封好。

（6）部分尿样密封后，兴奋剂检查官在兴奋剂检查记录单上记录下部分尿样密封号（在蓝色密封条上）和密封时间。和运动员共同在兴奋剂检查记录单部分尿样栏里签名。

（7）当运动员准备好可以提供后续尿样时，进行二次尿样采集（同尿样采集程序）。在第二次收样之后，兴奋剂检查官可以通过先前记录在兴奋剂检查记录单上的尿量与本次取样杯中的尿量相加判断是否已获得足够尿样。若累计的尿量仍不足，兴奋剂检查官应通知运动员第二次尿样将与先前尿样合并封存，直至提供尿量满足实验室要求。

（8）若运动员二次排出的尿量与第一次尿量累计达到尿量要求，兴奋剂检查官请运动员确认包装盒上的部分尿样密封条编号与兴奋剂检查记录单上记录的号码是否一致，若一致，请运动员撕开密封条，并将两个瓶子都取出，进行样品分装和密封（同尿样采集程序）。

5. 血样采集程序

（1）血样收集前的准备。运动员在采血前至少要保证休息10分钟，生物护照检查应保证2小时内无剧烈运动。

（2）挑选采血器材。兴奋剂检查官在向运动员解释血检程序以后，指导运动员选择采血器材和血样封装器材。

（3）静脉穿刺。血检官对最适合的胳膊做静脉穿刺。通常情况下应该是不经常使用的那只胳膊，血检官收集血样的量应该达到相关实验室进行血样分析的要求，采血管应该一直保持在运动员的视线内。

（4）血样封装。把针从运动员体内拔出来以后，血检官应该用棉签覆盖插针部位并让运动员用力按住棉签，待运动员可以活动时，兴奋剂检查官指导运动员完成样品封装程序。

（5）兴奋剂检查官完成血检记录单的填写后，请运动员和运动员代表（如果在场）核对记录单上的信息，并在血检记录单上签名。对于未成年运动员，必须有运动员代表陪同，所有相关人员均在血检记录单上签名后，兴奋剂检查官应将标有交给运动员的那份复写件交给运动员并确认给实验室的复写件不含运动员的个人信息。

6. 样品传送程序

（1）样品在送到实验室之前要始终处于兴奋剂检查工作人员的控制之下。

（2）所有样本采集完成之后，兴奋剂检查工作人员应填写样品传送单，传送单和记录单的实验室复写件要随样品一起密封传送。

（3）含有运动员身份信息的文件不随样品传送，密封后送到兴奋剂检查授权部门。

（4）实验室收到样品，确认样品完好无污损且储存合理，符合国际实验室标准后，实验室接收人员签收。

二、样本检测

根据国家体育总局《体育运动中兴奋剂管制通则》进行样本检测。

1. 样本检测标准和项目

国务院体育主管部门确定的具有兴奋剂检测资质的实验室，依照实验室国际标准检测样本，报告检测结果。

反兴奋剂组织可以根据运动项目风险评估，要求实验室适当增加或减少检测项目。

2. 样本的使用

检测实验室可以向反兴奋剂组织提供运动员尿液、血液或其他样本的有关参数。

检测实验室经运动员书面同意，可以将受检样本匿名用于科学研究。

3. 阳性检测结果的确认

运动员的A 样本中检测到禁用物质或其代谢物或标记物，而运动员放弃检测B样本，且B样本未检测的；或者B样本被检测，检测结果证实了A 样本中发现的禁用物质或其代谢物或标记物的；或者B样本被分装到两个瓶中，第二瓶的检测结果证实了第一瓶中发现的禁用物质或其代谢物或标记物的，都将被确认为阳性检测结果。

4. 进一步检测

在将A样本或B样本的阳性检测结果通知运动员之前，国家反兴奋剂机构可以随时要求实验室对样本做进一步检测。

第二节 结果管理

一、结果管理权限

国家体育总局《反兴奋剂管理办法》规定，结果管理是指具有结果管理权的主体对涉嫌兴奋剂违规者实施的审查、通知、临时停赛、听证等一系列管理行为。

国家反兴奋剂机构负责对列入国家年度兴奋剂检查计划的检查、经国家反兴奋剂机构批准或者同意的委托检查（不含国际比赛）进行结果管理。国家体育总局指定或者授权开展的其他检查由国家体育总局决定结果管理的主体。

在发生兴奋剂违规时，由对运动员实施注册管理的全国性体育社会团体等有关单位依据《体育运动中兴奋剂管制通则》及其章程对运动员和辅助人员作出取消比赛成绩和参赛资格、停赛、禁赛等处罚，对相关运动员管理单位作出警告、停赛、取消参赛资格等处罚。

非注册运动员发生兴奋剂违规，依照有关规定作出处理，有关体育社会团体在应当给予的禁赛期内不予注册等处罚。

运动员发生兴奋剂违规，还应当处罚直接责任人和主管教练员。

国家年度兴奋剂检查中发生的兴奋剂违规，由对运动员实施注册管理的全国性体育社会团体作出处理决定。委托检查中发生的兴奋剂违规，由兴奋剂检查委托方和相关单位作出处理决定。

全国性体育社会团体、兴奋剂检查委托方等有关单位应当在接到兴奋剂违规通知之日起三个月内作出处理决定。当事人申请召开听证会的，全国性体育社会团体、兴奋剂检查委托方等有关单位应当在接到听证会结论通知后的一个月内作出处理决定。

案情复杂的，经国家体育总局批准，可以适当延长期限，但延长期限最多不超过六个月。有关单位逾期不作出处理的，国家体育总局可以授权国家反兴奋剂机构处理。

全国性体育社会团体、兴奋剂检查委托方等有关单位应当依照事实依据和充分证据，严格适用《体育运动中兴奋剂管制通则》及其他有关规定，作出兴奋剂违规处理决定，经国家反兴奋剂机构审查通过并报国家体育总局核准后执行。

兴奋剂违规处理决定由全国性体育社会团体、兴奋剂检查委托方等有关单位抄送有关地方人民政府体育主管部门。

二、结果的审查和通知

1. 阳性检测结果的审查和通知

国家反兴奋剂机构收到阳性检测结果后，应当进行审查，确认运动员信息，以及是否存在有效治疗用药豁免，或者明显偏离国际标准从而导致阳性检测结果的情形。

确认不存在上述情形的，应当尽快将阳性检测结果及有关事宜通知运动员及相关方。

A样本检测结果阳性的运动员，有权要求检测B样本，并获得其A样本或B样本的实验室文件复制件。

运动员应当在收到A样本阳性通知之日起5日（指工作日，下同）内，以书面形式向国家反兴奋剂机构提出是否检测B样本。逾期未提出，视为放弃检测B样本的权利。运动员放弃检测B样本权利的，国家反兴奋剂机构可以自行决定是否检测B样本。

申请检测B样本的，运动员应当在收到B样本检测结果的5日内，以书面形式向国家反兴奋剂机构提出是否要求获得实验室文件复制件；未检测B样本的，应当在收到A 样本阳性通知的10日内提出。逾期未提出的，视为放弃获得实验室文件复制件的权利。

检测B样本和提供实验室文件复制件依照结果管理程序和实验室国际标准的要求进行，费用由运动员承担。

2. 非典型性结果的审查和通知

国家反兴奋剂机构收到非典型性结果后，应当进行审查，确认运动员信息，以及是否存在有效治疗用药豁免，或者明显偏离国际标准从而导致非典型性检测结果的情形。

确认不存在上述情形的，应当开展必要的调查，确认是否将该非典型性结果作为阳性检测结果处理，并通知运动员及相关方。

3. 生物护照结果的审查和通知

非典型性生物护照结果和生物护照阳性结果的审查，由国家反兴奋剂机构生物护照评估委员会依照有关规定进行；确认生物护照阳性结果的，国家反兴奋剂机构应当尽快将阳性结果、判定依据及有关事宜通知运动员及相关方。

4. 违反行踪信息管理规定的审查和通知

未按规定申报行踪信息和错过检查的审查依照运动员行踪信息管理有关规定进行。国际和其他国家或地区的反兴奋剂组织确认运动员未按规定申报行踪信息或错过检查的，予以累计。

国家反兴奋剂机构确认运动员在12个月内第一次或第二次违反行踪信息管理规定的，应当依照有关规定向运动员发出书面警告，并通知相关方。

国家反兴奋剂机构确认运动员因违反行踪信息管理规定构成兴奋剂违规的，应当尽快将违规事实、判定依据及有关事宜通知运动员及相关方。

5. 其他违规的审查和通知

国家反兴奋剂机构确认当事人涉嫌其他兴奋剂违规的，应当尽快将违规事实和理由、判定依据及有关事宜通知当事人及相关方。

三、兴奋剂违规前科的确认

在通知当事人涉嫌兴奋剂违规之前，国家反兴奋剂机构应当以适当的方式确认其是否有违规前科。

四、临时停赛

1. 强制性和选择性临时停赛

发生阳性检测结果涉及非特定物质的，国家反兴奋剂机构应当立即对当事人实施临时停赛。

发生阳性检测结果为特定物质，或者可能由受污染的产品导致，或者当事人涉嫌其他兴奋剂违规的，国家反兴奋剂机构可以对当事人实施临时停赛。

未被临时停赛的当事人，在最终的处理决定作出之前，可以以书面形式向国家反兴奋剂机构提出自愿接受临时停赛。该书面意见应当及时抄送相关方。

2. 临时停赛的取消

当事人在听证会上证实阳性很可能是某种受污染的产品导致的，国家反兴奋剂机构可以取消临时停赛的决定。

B样本检测结果不能证实A样本阳性检测结果的，国家反兴奋剂机构应当立即取消临时停赛决定，恢复运动员的参赛资格。

五、当事人退役的结果管理

涉嫌兴奋剂违规的当事人，在结果管理程序开始前或进行中退役的，国家反兴奋剂机构有权继续实施结果管理。

六、听证

当事人涉嫌兴奋剂违规需要召开听证会的，依照兴奋剂违规听证的有关规定执行。

听证应当遵循公平、公正和效率原则，维护当事人的合法权益。听证会结论应当说明理由，并通知当事人及相关方。

第三节　兴奋剂违规

一、兴奋剂违规行为

1. 兴奋剂违规的定义

1967年，国际奥委会医学委员会第一次对兴奋剂违规作出如下定义。运动员使用任何形式的药物或以非正常量，或通过不正常途径摄入生理物质，企图以人为的或不正当的方式提高竞赛能力，即为使用兴奋剂。

20世纪90年代初，国际奥委会又对使用兴奋剂作了如下补充。使用兴奋剂违反体育和医学科学的伦理道德。使用兴奋剂包括使用属于禁用药物类的有关物质，使用各种不同的禁用方法。这促使用兴奋剂的概念扩大，比如回输血液以增强体内红细胞值的方法和把正常尿液输入膀胱以逃避检测的方法等。

1999年在世界反兴奋剂大会上，国际奥委会再次对使用兴奋剂的行为给予定义。第一，凡是违反了奥林匹克运动反兴奋剂条例，使用了条例上列明的违禁物质或方法，都应该被视为使用了兴奋剂；第二，条例没有作具体规定的，但是只要运动员使用的物质或者采取的方法对身体健康造成潜在损害，或者同时又可以提高比赛成绩，也应被视为使用兴奋剂。显然，这时使用兴奋剂已经不是传统意义上的“服用或使用”了。这种定义已经超出一般药理的含义。它与国际奥委会补充规定中的“使用兴奋剂违反体育和医学科学的伦理道德”相呼应，具有伦理学、社会学等更广泛的含义。

2003年《世界反兴奋剂条例》正式发布，对于使用兴奋剂不仅给出了明确的定义，而且非常具体地列出了8种行为可以作为使用兴奋剂的判罚标准，在这8种行为中，很多情况下并不是运动员直接服用或使用兴奋剂。因此，《世界反兴奋剂条例》把这8种行为定义为“违反反兴奋剂规则（兴奋剂违规）”。

2015年开始实施的第三版《世界反兴奋剂条例》中，兴奋剂违规行为增加至10种。在此基础上，根据国情，在国家体育总局颁布的《反兴奋剂管理办法》中，增加了其他法律法规或者国家体育总局的规范性文件明确将其规定为兴奋剂违规的行为。

2.《世界反兴奋剂条例》中定义的10种兴奋剂违规

（1）检测结果阳性

在运动员的样本中，发现禁用物质或其代谢物或标记物的，为检测结果阳性，构成兴奋剂违规。

运动员口服或注射了《禁用清单》中的物质，经实验室检测，在运动员的尿液、血液或呼吸气体等样本中，发现了禁用物质或其代谢物和标记物，也就是通常所说的兴奋剂检测阳性。

确保没有禁用物质进入自己体内，是每个运动员的责任。运动员应对从其体内采集的样本中发现的任何禁用物质或其代谢物或标记物承担责任。因此，在确定兴奋剂违规行为时并不会考虑运动员的过失问题。这也是国际体育仲裁院（CAS）诸多判决中的“严格责任”原则要求的。

（2）使用或企图使用兴奋剂

运动员使用或企图使用某种禁用物质或禁用方法的，构成兴奋剂违规。使用或企图使用禁用物质或禁用方法并不会因为使用未遂而逃脱处罚，使用或企图使用禁用物质或禁用方法也可通过其他可靠方式得以确认，如运动员承认、证人陈述、书面证据、纵向分析得出结论等，包括运动员生物护照中的部分数据，以及其他检测信息。

典型案例：近十几年来，在我国发生了多起体育运动技术学校和运动训练基地藏匿和使用禁用物质和禁用方法的事件，兴奋剂检查工作人员甚至在现场抓获过给青少年运动员注射违禁药物的行为。在对这些学校或基地的突击检查中，除查获了大量违禁物质，还查获了一些不明成分的针剂和注射器以及购买违禁物质的发票和说明书等。这几起违规事件，引起了国家体育总局高度重视，并严格按照《反兴奋剂条例》对相关责任人进行了处罚，对违反国家法律、法规的，按相关规定对当事人进行了严肃处理。

（3）拒绝、逃避或未能完成样本采集

运动员拒绝、逃避样本采集或无正当理由未能完成样本采集的，构成兴奋剂违规。

典型案例：2004年雅典奥运会开幕式前一天，国际奥委会的兴奋剂检查人员分别来到希腊短跑名将康斯坦丁诺斯·肯特里斯（Konstantinos Kenteris）和艾卡特里妮·塔努（Ekaterini Thanou）在奥运村的房间，通知他们接受兴奋剂检查，却发现两人都已外出，而且想尽一切办法也无法与这两名运动员取得联系。蹊跷的是，当天夜里，他们都因交通事故被送进了医院。鉴于两人在此之前有过逃避兴奋剂检查的“前科”，更为了查清这次事故是真车祸还是有意逃避兴奋剂检查，国际奥委会主席要求医疗部主任亲自到医院送达通知书，限令他们出席国际奥委会道德委员会的听证会。然而，他们再次缺席。希腊奥运代表团不得不要求推迟听证会，给两位运动员提供一个澄清事实洗刷“罪名”的机会。为了确保听证会程序的公正性，国际奥委会纪律委员会同意了将听证会延期举行。根据听证和调查结果，最终国际奥委会医学委员会确定两人兴奋剂违规，随后希腊代表团将两人从代表团中除名。

（4）违反行踪信息管理规定

国内或国际注册检查库中的运动员错过检查或未按规定申报行踪信息，在12个月内累计出现3次的，构成兴奋剂违规。

典型案例：在2006年3月澳大利亚墨尔本的英联邦运动会上，英国年仅22岁的奥古鲁格击败了世锦赛和奥运会冠军而获得了女子400米金牌，让英国田径界看到了希望，克里斯汀·奥古鲁格（Christine Ohuruogu）被视为2008年和2012年奥运会的潜在巨星。但是，仅仅过去几个月，奥古鲁格就因为错过3次兴奋剂检查，被英国田径协会施以禁赛一年的处罚。虽然奥古鲁格承认自己改变了训练计划和地点，没有及时上报行踪信息，致使兴奋剂检查人员上门扑空。但她并不认为自己是有意逃避药检，并上诉到国际体育仲裁院，最终国际体育仲裁院维持了英国田协的处罚决定。法官宣布对奥古鲁格处以禁赛一年的处罚规定期限合理。国际体育仲裁院还希望通过此案件向所有运动员说明：兴奋剂检查是保护运动员不受兴奋剂侵害的必要合理措施，任何运动员都必须遵守相关规定。

《通则》第二十六条规定：国家反兴奋剂机构建立和调整注册检查库，公布列入注册检查库的运动员名单，并通知运动员或其管理单位。列入国家反兴奋剂机构注册检查库的运动员应当依照运动员行踪信息管理有关规定准确、及时提供行踪信息。

（5）篡改或企图篡改兴奋剂管制环节

篡改或企图篡改兴奋剂管制过程中任何环节的，包括向反兴奋剂组织提供虚假信息、故意干扰兴奋剂检查、破坏样本完整性、妨害证人作证等，都会构成兴奋剂违规。例如，在接受检查时涂改兴奋剂检查单的识别号码、在检测B样本时将其打碎或向样本中添加异物等。

典型案例：2005年，中国奥委会反兴奋剂委员会在检查某省举重队6名运动员时，发现接受检查的6名运动员均系冒名顶替，而真正要求被检查的6名运动员从2004年12月中旬起就开始使用违禁物质。由于作弊，所有12名运动员都受到了严厉的处罚。

（6）持有禁用物质或禁用方法

未获得有效的治疗用药豁免或无其他正当理由，运动员及其辅助人员赛内持有任何禁用物质或禁用方法，或者赛外持有任何赛外禁用的禁用物质或禁用方法的，构成兴奋剂违规。

典型案例：1998年1月在澳大利亚珀斯举行世界游泳锦标赛上，一名中国游泳运动员在过海关时，被发现试图将13瓶生长激素携带入境，结果被当场查获。之后警方在运动员驻地又发现了使用兴奋剂的注射器，并且有4名选手检测结果呈阳性，中国游泳队即受到取消比赛资格的处理。这就是轰动一时的“珀斯事件”。

（7）从事或企图从事兴奋剂交易

从事或企图从事任何禁用物质或禁用方法交易的，构成兴奋剂违规。

典型案例：2003年6月，美国反兴奋剂机构接到匿名举报，有一种不易被发现的禁药THG正在美国体育界流行，该药来自旧金山巴尔科实验室。2003年9月，美国国税局和地方毒品管理局对巴尔科实验室进行了突击搜查，在美国联邦调查局（FBI）已掌握大量证据的压力下，实验室负责人维克多·孔特招供出与多名运动员有过禁用物质交易。2004年7月，巴尔科实验室被罚款70多万美元，是美国加利福尼亚州历史上对实验室处罚最高罚金的两倍多，维克多·孔特也因交易禁用物质和洗黑钱的行为，被联邦法院判处四个月监禁。本案例同时还涉及多种兴奋剂违规行为。

（8）对运动员施用或企图施用兴奋剂

赛内对运动员施用或企图施用任何禁用物质或禁用方法，或者赛外对运动员施用或企图施用任何赛外禁用物质或禁用方法的，构成兴奋剂违规。

典型案例：1998年7月8日，距离即将开赛的环法自行车赛还有3天，法国海关官员在费斯蒂纳自行车队队医维利·欧特的汽车内发现了40瓶违禁药品EPO，因此海关查封了维利·欧特的汽车。法庭对这起事件展开调查，在这起案件中，费斯蒂纳车队不仅有运动员集体服用兴奋剂的情况，还有对运动员施用或企图施用兴奋剂的罪行，最终费斯蒂纳车队被逐出了环法赛。

（9）组织使用兴奋剂

协助、鼓励、资助、教唆、策划、包庇兴奋剂违规，或者以其他形式故意实施上述行为的，为组织使用兴奋剂；组织使用兴奋剂，或者以上述方式帮助处于禁赛期的当事人违规参加比赛或其他体育活动的，构成兴奋剂违规。

详见第2、第7和第8种违规行为中的案例。

（10）使用兴奋剂违规人员从事运动员辅助工作

当事人使用有下列情形的人员从事运动员辅助工作的，包括为运动员参加训练、比赛等提供帮助和指导，或者提供与训练、比赛有关的营养、医疗、科研等支持的，构成兴奋剂违规。

①因兴奋剂违规而处于禁赛期的；

②虽未处于禁赛期，但在刑事诉讼、职业或纪律处罚过程中被证实构成兴奋

剂违规的；

③作为上述两项涉案人员的联系人或中间人的。

禁止使用有第2项情形的人员从事运动员辅助工作的期限以刑事、职业或纪律处罚决定作出之日起6年内，或者刑事、职业或纪律处罚决定存续期较长的一个为准。

典型案例：在2006年意大利都灵冬奥会上，奥地利冬季两项和越野滑雪队因涉嫌使用兴奋剂遭到意大利警方突袭搜查，国际奥委会随后对10名奥地利运动员进行了兴奋剂检查。这次搜查和药检的起因就是因为在奥地利选手驻地出现了因兴奋剂违规而处于禁赛期的教练瓦尔特·迈尔（Walter Mayer）。

在2002年盐湖城冬奥会上，奥地利越野滑雪队驻地被发现了用于血液回输的仪器，当时瓦尔特·迈尔正是该队主教练，他因此被国际滑雪联合会终身禁赛，国际奥委会也决定，在2012年前，禁止他参加奥运会。

二、兴奋剂违规的处罚

（一）个人项目取消比赛成绩及其他收益

个人项目赛内检查发生兴奋剂违规的，应当取消运动员在该项比赛中所取得的成绩，并收回奖牌、积分和奖金等。赛内或赛外检查发生兴奋剂违规的，还应当取消自样本采集之日或其他兴奋剂违规发生之日起，至临时停赛或禁赛期开始前运动员所取得的所有其他比赛成绩，并收回奖牌、积分和奖金等。

在赛事期间发生的或与赛事有关的兴奋剂违规，赛事组织机构应当取消运动员在该赛事中取得的所有个人成绩，并收回奖牌、积分和奖金等。运动员样本采集之前的其他比赛检测结果为阴性，或者能证明自己对违规无过错或无疏忽的，或者有其他特殊情形的，不取消该赛事其他比赛的个人成绩。

（二）第一次违规的禁赛期

1. 检测结果阳性、使用或企图使用、持有兴奋剂的禁赛期

当事人第一次检测结果阳性、使用或企图使用兴奋剂、持有禁用物质或禁用

方法的兴奋剂违规，基准禁赛期如下。

（1）涉及非特定物质的，禁赛4年；当事人能证明不是故意违规的，禁赛2年。

（2）涉及特定物质，反兴奋剂组织能证明当事人是故意违规的，禁赛4年；不能证明当事人是故意违规的，禁赛2年。

2. 其他违规的禁赛期

当事人第一次构成其他兴奋剂违规的，基准禁赛期如下。

（1）拒绝、逃避或未能完成样本采集、篡改或企图篡改兴奋剂管制环节的违规，禁赛4年；未完成样本采集导致的违规，当事人能证明不是故意的，禁赛2年。

（2）违反行踪信息管理规定，禁赛2年；运动员过错程度较轻或有其他特殊情形的，最少禁赛1年；运动员总是在即将检查之前变动行踪信息，或者有其他试图逃避兴奋剂检查严重嫌疑的，禁赛2年。

（3）从事或企图从事兴奋剂交易、对运动员施用或企图施用兴奋剂的违规，根据情节严重程度，禁赛4年以上，直至终身禁赛；运动员辅助人员构成从事或企图从事兴奋剂交易、对运动员施用或企图施用兴奋剂的违规，涉及未成年人，且属于非特定物质的，终身禁赛。

（4）组织使用兴奋剂违规，根据情节严重程度，禁赛2至4年。

（5）使用兴奋剂违规人员从事运动员辅助工作的违规，禁赛2年；运动员过错程度较轻或有其他特殊情形的，最少禁赛1年。

3. 故意的认定

兴奋剂违规中的故意是指当事人在实施某种行为时，明知该行为已经构成兴奋剂违规，但仍实施该行为；有很高风险可能构成兴奋剂违规，但仍无视该风险实施该行为。

赛内禁用的特定物质阳性，运动员能证明是在赛外使用的；赛内禁用的非特定物质阳性，运动员能证明是在赛外使用且与提高比赛成绩无关的，不认定为故意违规。

4. 直接责任人和主管教练员的禁赛期

运动员构成兴奋剂违规，有直接责任人的，对直接责任人依照相应违规的规定给予处罚。

如直接责任人不是主管教练员，运动员被禁赛4年以上的，给予主管教练员禁赛1至2年的处罚；运动员被禁赛4年以下或免予禁赛的，给予主管教练员警告或不超过1年的禁赛处罚。主管教练员证明自己尽到了应尽的管理责任，对兴奋剂违规无过错或无疏忽的，免予禁赛。

如未发现直接责任人，运动员被禁赛4年以上的，给予主管教练员禁赛2年以上的处罚；运动员被禁赛2至4年的，给予主管教练员禁赛1至2年的处罚；运动员被禁赛2年以下或免予禁赛的，给予主管教练员警告或不超过1年的禁赛处罚。

该主管教练员负责训练的运动员第二次发生禁赛4年以上的兴奋剂违规，终身禁赛。

未成年人构成兴奋剂违规的，对直接责任人或主管教练员加重处罚。

5. 对违规当事人和有关人员的经济处罚

当事人被禁赛4年以上的，并处负担20至40例兴奋剂检测费用的处罚；被禁赛2至4年的，并处负担10至20例兴奋剂检测费用的处罚；被禁赛2年以下或免予禁赛的，可以并处负担不超过10例兴奋剂检测费用的处罚。

直接责任人或主管教练员被禁赛4年以上的，并处负担40至80例兴奋剂检测费用的处罚；被禁赛2至4年的，并处负担20至40例兴奋剂检测费用的处罚；被禁赛2年以下或免予禁赛的，可以并处负担不超过20例兴奋剂检测费用的处罚。

6. 对当事人管理单位的经济处罚

当事人因兴奋剂违规被禁赛4年以上的，对其管理单位给予警告和负担40至80例兴奋剂检测费用的处罚；被禁赛2至4年的，对其管理单位给予警告和负担20至40例兴奋剂检测费用的处罚；被禁赛2年以下或免予禁赛的，对其管理单位给予警告和负担不超过20例兴奋剂检测费用的处罚。

运动员赛外检查发生兴奋剂违规的，管理单位是指该运动员的注册单位；赛内检查发生违规的，管理单位是指该运动员的代表单位；运动员在国家队、国家集训队训练期间或代表国家参赛期间发生违规，或者涉及运动员共同培养的，依照《反兴奋剂管理办法》规定执行。

运动员辅助人员的管理单位是指其人事劳资关系所在的单位，或者与其签订了劳动合同或工作协议的单位。

7. 减免处罚

（1）无过错或无疏忽

当事人证明自己尽到了应尽的注意义务，对兴奋剂违规无过错或无疏忽的，免予禁赛。

药品或营养补剂标签错误或受污染导致的阳性检测结果，运动员辅助人员在运动员不知情的情况下对其施用禁用物质，或者运动员亲友、辅助人员在运动员的饮料或食物中投放禁用物质等情形，不适用对当事人管理单位的经济处罚，但可以适用无重大过错或无重大疏忽的规定。

（2）无重大过错或无重大疏忽

检测结果阳性、使用或企图使用兴奋剂、持有禁用物质或禁用方法的兴奋剂违规，涉及特定物质且当事人能证明自己无重大过错或无重大疏忽的；或者当事人能证明禁用物质来自受污染的产品，且自己无重大过错或无重大疏忽的，根据其过错程度，给予警告或不超过2年的禁赛处罚。

除以上规定之外的兴奋剂违规，当事人能证明自己无重大过错或无重大疏忽的，比照有立功表现而减免处罚和主动承认而减轻处罚的规定。

当事人不能证明自己无重大过错或无重大疏忽，但非故意违规的，根据其过错程度减少禁赛期，但减少后的禁赛期不得少于基准禁赛期的一半；终身禁赛减少后的禁赛期不得少于8年；《通则》有其他规定的除外。

（3）有立功表现而减免处罚

当事人有向反兴奋剂组织或有关部门提供切实协助，揭发他人、有关单位的兴奋剂违规或犯罪行为，或者提供重要线索，查证属实等立功表现的，反兴奋剂组织可以酌情减少禁赛期。减少的禁赛期不得超过基准禁赛期的四分之三，终身禁赛减少后的禁赛期不得少于8年。当事人有重大立功表现的，可以免予处罚。

管理单位有主动开展或积极配合调查，帮助反兴奋剂组织发现兴奋剂违规，或者揭发他人、有关单位的兴奋剂违规或犯罪行为，或者提供重要线索，查证属实等立功表现的，反兴奋剂组织可以酌情减免对其的经济处罚，并提请有关体育主管部门依照《办法》规定减免对其的处分。

减少禁赛期的决定应当通知世界反兴奋剂机构、相应的国际单项体育联合会和其他有关反兴奋剂组织。

（4）主动承认而减轻处罚

当事人在接到兴奋剂检查通知或涉嫌其他兴奋剂违规的通知前，主动承认兴奋剂违规，且该承认在当时是证实违规唯一可靠证据的，可以酌情减少禁赛期，但不得少于基准禁赛期的一半。

检测结果阳性、使用或企图使用兴奋剂、持有禁用物质或禁用方法、拒绝、逃避或未能完成样本采集、篡改或企图篡改兴奋剂管制环节的兴奋剂违规可能被禁赛4年的当事人，向反兴奋剂组织如实承认兴奋剂违规的，经国家反兴奋剂机构提请世界反兴奋剂机构同意，可以酌情减少禁赛期，但不得少于2年。

（5）综合减免

当事人同时符合无过错或无疏忽、无重大过错或无重大疏忽、有立功表现而减免处罚以及主动承认而减轻处罚多项规定的，应当先依照第一次违规处罚的规定确定基准禁赛期，再依照减免处罚的规定减少禁赛期。减少后实际执行的禁赛期不得少于基准禁赛期的四分之一。

（三）多次违规

1. 第二次违规

当事人第二次构成兴奋剂违规的，应禁赛6个月以上直至终身禁赛；具体适用以下三者中最长的禁赛期，计算方法如下。

（1）6个月；

（2）第一次违规实施的禁赛期的一半；

（3）先将第二次违规视为第一次发生确定禁赛期，再给予该禁赛期两倍的禁赛期。

计算第二项或第三项禁赛期时不适用有立功表现而减免处罚和主动承认而减轻处罚的规定，在最终确定禁赛期时可以适用这两条规定。

2. 第三次违规

当事人第三次构成兴奋剂违规的，终身禁赛；但是第三次违规符合无过错或无疏忽和无重大过错或无重大疏忽规定的，或者是违反行踪信息管理规定的违规，禁赛8年以上。

3. 多次违规的其他规定

运动员第二次或第三次构成兴奋剂违规的，对直接责任人、主管教练员和管理单位的处罚依照直接责任人和主管教练员的禁赛期、对违规当事人和有关人员的经济处罚、对当事人管理单位的经济处罚的规定执行。

当事人证明自己对违规无过错或无疏忽，或者两次违规间隔时间超过10年的，不予累计。

4. 数次违规并罚

只有在当事人收到其涉嫌第一次违规的通知后，或者反兴奋剂组织采取合理方式发出该通知后发生的违规，才能认定为第二次兴奋剂违规；否则，应当将其视为第一次违规，并按照其中较重的一次给予处罚。

对第一次违规实施处罚后，发现当事人在第一次违规通知之前还有违规没有处理的，不视为多次违规；反兴奋剂组织应当依照累加处罚的标准，追加额外的处罚。

（四）有关禁赛期的规定

1. 禁赛期的起算

禁赛期自听证会之日起算；未召开听证会的，自实施禁赛处罚之日起算。

当事人接到其涉嫌兴奋剂违规的通知后，立即承认兴奋剂违规的，禁赛期可以提前至样本采集之日或其他违规发生之日起算。

自听证会之日或禁赛处罚实施之日起实际执行的禁赛期，不得少于原禁赛期的一半，根据主动承认而减轻处罚条款并已减少处罚的除外。

听证或兴奋剂管制过程中出现不应归责于当事人的延误的，禁赛期可以提前至样本采集之日或其他违规发生之日起算。

2. 禁赛期的折抵

当事人被临时停赛或自愿接受临时停赛，并遵守临时停赛规定的，临时停赛期应当折抵禁赛期。临时停赛生效之前的任何时期不得折抵禁赛期。

集体项目中，运动队的禁赛期自听证会之日或实施禁赛处罚之日起算。运动队的临时临赛期应当折抵禁赛期。

3. 禁赛期禁止参加有关比赛和体育活动

处于禁赛期的当事人不得以任何身份参加任何国际单项体育联合会、全国性体育社会团体及其会员单位举办或授权举办的比赛或其他体育活动，以及其他政府资助的比赛或其他体育活动（反兴奋剂组织开展或授权开展的反兴奋剂教育项目除外）。但是，禁赛期超过4年的当事人，在执行4年禁赛期后，可以作为运动员参加违规项目以外其他项目的省级以下赛事。

处于禁赛期的运动员应当继续接受兴奋剂检查。

4. 恢复训练

处于禁赛期的运动员在禁赛期满前可以归队训练，或者使用政府所属或资助的体育场馆设施进行训练；恢复训练的时间按四分之一的禁赛期计算，最长不超过2个月。

5. 禁赛期间违规参赛的后果

处于禁赛期的当事人违反禁赛期禁止参加有关比赛和体育活动的规定，应当取消其比赛成绩及其他收益，继续执行剩余的禁赛期，并追加与原禁赛期相同的新禁赛期。新禁赛期可以由反兴奋剂组织酌情调整。

（五）集体项目违规的处理

集体项目中，运动队一名运动员涉嫌兴奋剂违规的，除对该运动员作出处理外，还应当对该队进行目标检查。

运动队有两名以上运动员在赛事期间构成兴奋剂违规的，除对违规运动员等实施处罚外，还应当给予该队扣除积分，取消某场比赛或该赛事的资格，或者其他适当的处罚。

赛事组织机构可以在赛事规则中规定比以上更为严厉的处罚。

第七章　治疗用药豁免

兴奋剂检查的目的是为了保证比赛的公平性和保护运动员的健康。但是，自从被列入《禁用清单》的药物不断增加，特别是当肽类激素、利尿剂、糖皮质激素和β-阻断剂被列入《禁用清单》后，导致一些需要服用此类药物治疗伤病的运动员不得不中断治疗。为了保证医生既能为运动员提供合理用药治疗又避免运动员因伤病导致兴奋剂违规，从20世纪90年代开始，“治疗性用药豁免（Therapeutic Use Exemptions，简称TUE）”的概念被逐渐推广，并于2004年首次通过，2005年1月1日作为《世界反兴奋剂条例—国际标准》正式实施。

第一节　治疗用药豁免的含义

20世纪80年代随着反兴奋剂力度不断加大，运动员被要求在任何情况下都不允许使用《禁用清单》中的物质和方法。国际奥委会对使用兴奋剂有非常明确的定义，即竞赛运动员应用任何形式的药物或以非正常量或通过非正常途径摄入生理物质，企图以人为的不正当方式提高其竞赛能力，即为使用兴奋剂。此外，国际奥委会在解释什么是“使用兴奋剂”时还明文规定：当需要进行医务治疗时，使用任何可因其性质、剂量或用法而不正当地提高运动员的成绩的物质，也应看作是使用兴奋剂。

1985年，当国际奥委会将利尿剂、β-阻断剂和糖皮质激素三类药物纳入《禁用清单》后，导致许多需要服用这些药物治疗的运动员不得不中断治疗。在实践中“在任何情况下严禁使用兴奋剂”的规定遭到确有伤病、需要使用某种禁用物质治疗的运动员抗议，引发了许多纠纷和诉讼。

出于尊重运动员人身权利的考虑，20世纪末，国际奥委会提出了“治疗性用药豁免（TUE）”的概念。1998年，国际奥委会对一些禁用物质的医疗性使用作出了具体规定：如果停药，运动员的健康将受到严重危害；服用药物并不会帮助其在比赛中表现；运动员如果不参加比赛可以正常用药；没有其他替代药物可供选择；不允许为以往使用药物申请豁免。此外，运动员还需要提交完整的医疗记录（包括实验室和影像学检查结果）、专业医师出具的证明以及训练情况和比赛内容等材料。

2000年悉尼奥运会前，1996年亚特兰大奥运会4×100米自由泳接力金牌、4×100米混合泳接力金牌、50米自由泳银牌、100米自由泳银牌获得者，美国游泳运动员加里·霍尔（Gary Hall）被诊断患有严重的糖尿病，不适合游泳，再也不能参加比赛了，在他的余生里，他必须每天多次注射胰岛素，否则就会死亡。可就是这位加里·霍尔，一位糖尿病患者，完成了一件令人不可思议的事。他一边坚持服药、一边坚持训练，终于在悉尼奥运会和雅典奥运会上两度获得50米自由泳金牌，创造了泳坛的一大奇迹。

在2000年悉尼奥运会赛艇项目颁奖仪式上，时任国际奥委会主席萨马兰奇亲自赶来颁奖，他是冲着其最推崇的运动员，连续五届蝉联四人单桨项目奥运会金牌的英国糖尿病老选手史蒂夫·雷德格罗夫（Steve Redgrave）来的。雷德格罗夫，这位现代奥运会历史上最出色的赛艇选手，在诊断出糖尿病后，凭借超凡的毅力战胜了病魔。

正是因为有了运动员治疗用药豁免，不仅使那些患病运动员能够正常生活，更让他们的体育生涯再次放出异彩。

第二节 治疗用药豁免国际标准

2004年《世界反兴奋剂条例》正式发布实施，同时发布了用于反兴奋剂规划中不同技术领域与操作领域的国际标准。制定这些标准旨在使主管反兴奋剂规划的技术领域和操作领域的各个反兴奋剂组织之间协调一致。严格规定执行国际标准是遵守《世界反兴奋剂条例》的必要条件。

国际标准中包含了实施《世界反兴奋剂条例》所必需的技术细节，包括从样品采集、实验室分析和实验室的资质认证等详细的要求。国际标准由专家制定，以索引的方式完全融入《世界反兴奋剂条例》，并且可独立分成若干技术性文件。重要的是，在无须对《世界反兴奋剂条例》和有关权益方的规则和规章进行变更的情况下，技术专家能够及时修改国际标准。

在《世界反兴奋剂条例》国际标准中，对治疗用药豁免作出了明确的规定，即每个国际单项体育联合会都应保证，国际级运动员或参加任何国际赛事的运动员只有符合规定的程序，也就是具有需使用某种禁用物质或禁用方法的书面医疗证明，才可以申请治疗用药豁免；每个国家反兴奋剂组织都应保证，在其管辖范围内的所有非国际级运动员只有符合规定的程序，也就是具有需使用某种禁用物质或禁用方法的书面医疗证明，才可以申请治疗用药豁免。同时，相关机构应按照有关治疗用药豁免的国际标准对这类请求进行评估。国际单项体育联合会和国家反兴奋剂组织在批准其国际级运动员或被列入国家反兴奋剂组织注册检查库的国家级运动员的治疗用药豁免时，应迅速向世界反兴奋剂机构报告。

治疗用药豁免是对运动员的一种人文关怀，从保护运动员的身体和心理健康、维护运动员的权益出发，体现出“以人为本”的原则，在“更高、更快、更强”的奥林匹克格言下，在保证比赛公平、公正的情况下，鼓励运动员克服困难、战胜伤病、创造佳绩。

为了保证运动员的伤病得到及时安全的治疗，治疗用药豁免国际标准对治疗用药豁免工作做出了明确、具体的规定。

治疗用药豁免，是指运动员因治疗目的必须使用《禁用清单》中规定的禁用物质或方法时，运动员一定要按照规定的程序进行申请，申请使用的药物必须是不可替代的，且必须在申请获得批准后才能使用，并严格按照批准使用的药物剂量和时期内使用该药物。

在国家体育总局制定的《体育运动中兴奋剂管制通则》中，明确了因伤病并严格按照治疗用药豁免国际标准治疗用药的运动员，不按兴奋剂违规处理的规定，“运动员因治疗目的确需使用《禁用清单》上列出的禁用物质或方法，依照治疗用药豁免国际标准的有关规定提出申请并获得批准的，出现以下情形‘检测结果阳性’‘使用或企图使用兴奋剂’‘持有禁用物质或禁用方法’‘从事或企图从事兴奋剂交易’不按兴奋剂违规处理”。

第三节　治疗用药豁免申请

一、审批条件

（1）确实没有其他合理的、可以替代该禁用物质或方法的治疗措施。

（2）运动员在治疗急性或慢性伤病过程中，如果停止使用该禁用物质或方法会对运动员的身体健康造成明显损害。

（3）运动员使用该禁用物质或方法，只是为了使身体恢复至正常状态，而不会产生任何增强运动能力的作用。除病理原因外，不允许使用任何禁用物质或方法提高内源性激素水平。

（4）运动员使用该禁用物质或方法的原因，不是由于非治疗目的使用了任何禁用物质或方法所造成。

二、需要提交的资料

（1）治疗用药豁免申请表（可以在中国反兴奋剂中心网站下载）。

（2）有关病历（包括实验室和影像学检查结果）的原件或复印件。

（3）依法享有处方权的执业医师对使用该禁用物质或方法的必要性，以及使用其他非禁用物质或方法对治疗影响的文字说明。

（4）申请人同意将其申请治疗用药豁免的所有信息提交给治疗用药豁免委员会以及治疗用药豁免委员会认为合适的其他专家的书面意见。

（5）治疗用药豁免委员会认为需要提交的其他资料。

三、审批流程

1. 提交申请材料

提交治疗用药豁免申请资料，可以采用当场提交、邮寄、发送传真或电子邮件等方式。无论采用何种提交方式，申请人都应当保存所有提交资料的原件以备查询。

（1）参加全国性体育竞赛、省级综合性运动会的运动员和在全国性体育社会团体注册的运动员应将申请治疗用药豁免所需的材料提交到国家体育总局反兴奋剂中心治疗用药豁免委员会。

运动员申请赛外使用禁用物质或方法的治疗用药豁免，应当在使用之日的至少15日前，向治疗用药豁免委员会提交申请；如果申请赛内使用，应当在该赛事开始之日的至少15日前提交申请。除急救或处理急性病症必须使用该禁用物质或方法等意外情况外，治疗用药豁免委员会不受理任何事后追补方式提交的治疗用药豁免申请。

急救或处理急性病症必须使用该禁用物质或方法等意外情况，应当在使用该禁用物质或方法之日起7日内，向治疗用药豁免委员会追补治疗用药豁免申请。

（2）参加国际体育竞赛和列入各国际体育组织注册检查库的运动员，应当依照《世界反兴奋剂条例》或所属国际体育单项联合会的规定，向有关国际体育组织申请治疗用药豁免。

运动员在获得有关国际体育组织的《批准书》之日起5日内，将《批准书》报国家体育总局反兴奋剂中心治疗用药豁免委员会备案。

（3）申请治疗用药豁免未获批准的运动员可以依照《世界反兴奋剂条例》和《治疗用药豁免国际标准》的有关规定，向世界反兴奋剂机构治疗用药豁免委员会申请重新审查。

2. 受理申请

治疗用药豁免委员会对申请人提交的治疗用药豁免申请，会根据下列情况分别作出处理。

（1）申请事项属于治疗用药豁免委员会的职权范围，申请资料齐全，符合规定形式的，应当受理治疗用药豁免申请。

（2）申请人的申请符合规定条件和标准的，治疗用药豁免委员会作出批准使用决定后，应当发给申请人《治疗用药豁免批准书》。

（3）申请事项依规定不需要获得治疗用药豁免批准的，会告知申请人不予受理并说明理由。

（4）申请事项不属于治疗用药豁免委员会职权范围，而应当由其他有关组织或机构负责的，应当作出不予受理的决定，并告知申请人向其他有关组织或机构申请。

（5）申请资料不齐全或者不符合规定形式的，应当在5日内一次告知申请人需要补正的全部内容。

（6）治疗用药豁免委员会应当在受理申请之日起15日内，将审批结果以书面方式通知运动员和运动员所在单位，并报世界反兴奋剂机构备案。治疗用药豁免委员会作出不予批准决定的，应当向申请人说明理由。

四、申请治疗用药豁免几点注意事项

第一，申请材料中一定要有医生的诊断和证明，而且有些病情，如哮喘，需要提供一些特别的检查结果。治疗用药豁免申请的本质是申请人通过提交详尽的材料说服治疗用药豁免委员会专家同意运动员使用所申请药物治疗疾病是合理的、必需的，所以，提供的医学材料越详细，越有助于专家们快速、准确地审核提交的申请。

第二，运动员应当严格按照《批准书》的要求用药。如果服药次数、剂量、给药途径和持续时间发生变化，应当重新申请治疗用药豁免。未按照《批准书》要求用药的，治疗用药豁免委员会应当撤销对该运动员的用药批准。

运动员需要延长已经取得的治疗用药豁免的有效期的，应当重新提交申请，经治疗用药豁免委员会批准后使用。

禁用物质或方法的批准使用期限最长截止到当年的12月31日。如需继续使用，应于到期前15日再次提交申请。

第三，运动员接受兴奋剂检查时，应当向兴奋剂检查人员出示《批准书》，并在兴奋剂检查记录单上填写允许使用的禁用物质或方法名称以及《批准书》编号。

第四，运动员赛内通过口服、静脉注射、肌肉注射或直肠给药途径使用糖皮质类固醇，应当申请治疗用药豁免。

运动员非系统性使用糖皮质类固醇，包括关节内、关节周围、肌腱周围、硬膜、皮下及吸入途径，应当在接受赛内兴奋剂检查时，在兴奋剂检查记录单上填写用药名称、使用时间和方式。

第八章 兴奋剂预防

反对在竞技体育中使用兴奋剂必须从源头抓起，即加强对运动员特别是青少年运动员的教育，让他们充分认识到兴奋剂的危害，自觉抵制兴奋剂。同时还要加强宣传，提高运动员及相关辅助人员自觉防范意识，避免误服误用兴奋剂。要让运动员充分认识到，吃饭喝水对于一名专业运动员来说都不是小事，作为一种特殊职业，运动员要对进入自己体内的所有物质负责。一旦发生了兴奋剂违规，不管是故意使用，还是误服误用，运动员本人都要承担后果、受到处罚。

第一节 加强反兴奋剂宣传教育

反兴奋剂教育是防止使用兴奋剂的根本途径。在反兴奋剂工作中我国始终坚持“预防为主、教育为本”的原则，不断加大反兴奋剂教育的力度。教育的基本内容包括爱国主义教育、法制教育、道德教育、健康教育和常识教育。国家体育总局通过召开各种类型的反兴奋剂工作会议，举办培训班、反兴奋剂展览、讲座，在有关院校开设反兴奋剂课程，建立反兴奋剂网站，针对不同人群特点编辑出版知识手册、宣传画、反兴奋剂读本及声像制品等不同的形式，开展反兴奋剂宣传教育，普及反兴奋剂知识，提高运动员、运动员辅助人员及其他相关人员的反兴奋剂意识。

为了提高反兴奋剂教育的科学性，把握规律性，提高有效性，国家体育总局还委托开展了一系列的研究工作，从社会科学、软科学和心理学方面，先后组织了关于反兴奋剂管理体制、政策措施、运动员对兴奋剂的认知和态度等问题的研究及社会调查。近年开展了对中国青少年运动员使用兴奋剂状况调查，取得了一些有价值的成果，为有关部门有针对性地研究反兴奋剂教育提供了重要依据。

反兴奋剂教育参赛资格准入制度（以下简称准入制度）是中国独创的，符合中国国情且行之有效的全新反兴奋剂教育模式。其目的是为了牢固树立运动员的反兴奋剂意识，将反兴奋剂教育工作贯穿于运动员的整个运动生涯。这项制度要求所有运动员在进入各级运动队或晋升运动等级时，进行系统的反兴奋剂知识学习，通过考试合格后才能取得相应的资格。

目前，准入制度主要应用于参加大型赛事的参赛资格准入。准入制度要求所有参加比赛的运动员及其运动员辅助人员必须接受反兴奋剂教育，通过反兴奋剂知识考试，签署《反兴奋剂承诺书》，并进行反兴奋剂宣誓，经审批合格的运动员及其运动员辅助人员方有资格参加比赛。

自2009年以来，我国已经对参加第11届全国运动会、第16届亚运会、第7届城市运动会、第12届全国冬季运动会、第30届夏季奥运会、第31届夏季奥运会和残奥会、第22届冬季奥运会以及第5届亚洲沙滩运动会等大型国内外赛事的运动员及其运动员辅助人员实施反兴奋剂教育资格准入，取得了许多成功的经验。

第12届全国运动会决赛前，中国反兴奋剂中心和第12届全国运动会组委会兴奋剂检查部联合，于该届全运会期间在全运村开展反兴奋剂教育拓展活动，共有来自35个代表团14 个运动项目的3300余人参加该项活动。同时，所有参赛代表团的10997人全部参加并通过了反兴奋剂教育资格准入制度的考试。

在备战伦敦奥运会期间，国家体育总局组织反兴奋剂知识培训10次，涉及12个项目中心23个参赛项目的运动员及其辅助人员约800人（其中运动员569人），通过在线考试最终入选中国代表团的396名运动员全部通过了反兴奋剂教育资格准入制度的考核。

2016年里约奥运会中国体育代表团反兴奋剂教育准入工作历时两个月，共计开展52场培训，地点覆盖15个省市，以及意大利、美国、法国、德国、英国等境外地区；参加人数共计851人，其中运动员490人，辅助人员361人。

准入制度的实施得到了国家体育单项协会和地方体育局的积极参与及全力配合，组织其所属运动员及其运动员辅助人员系统学习反兴奋剂知识，接受反兴奋剂知识考试，签署《反兴奋剂承诺书》，并庄严宣誓不使用兴奋剂。

目前，中国运动员的反兴奋剂教育活动已经常态化，一些体育运动学校也开设了反兴奋剂教育课程，帮助许多运动员树立了诚实、公平参赛的意识，他们不仅刻苦训练，努力提高竞技成绩，还经常在训练之余自主学习反兴奋剂知识。

长期有效的反兴奋剂教育工作、倡导纯洁体育，有益于培养在体育运动中自觉抵制使用兴奋剂的文化氛围，为运动员公平竞赛构建良好的心理环境。

第二节　避免食源性兴奋剂

一、食物源定义

食物源指日常食品及不含酒精等刺激物的饮品。我们通常所说的营养品和绝大多数保健品都类属于此。

国家标准化管理委员会《保健（功能）食品通用标准》（GB 16740—97）中将保健品定义为：保健（功能）食品是食品的一个种类，具有一般食品的共性，能调节人体的机能，适用于特定人群食用，但不以治疗疾病为目的。我们通常提到的营养品，主要指营养补充型的食品，用于补充人体膳食摄入不足而缺乏的营养成分，以改善身体的营养状况。

人体需要的营养素有很多，例如水、蛋白质、脂肪、碳水化合物、维生素、矿物质等，营养品一般都富含这些营养素。常见的有维生素和矿物质，比如维生素D和钙就属于这一类，添加有维生素和少量矿物质的牛奶、面包等都属于食品。

对于某些维生素和矿物质极度缺乏的病人，服用的以治疗疾病为目的高浓度维生素和矿物质片剂则属于药物类。因此在我国，营养品、保健品的安全都统一由国家食品药品监督管理总局统一监督管理。

二、营养保健品中的兴奋剂添加

作为运动员，经常会被推荐使用运动营养品，这些营养品通常由高纯蛋白、乳清蛋白、糖、大量维生素、矿物质、电解质等多种物质混合配制而成，组成成分非常复杂，且因为功能需求不同，各种物质比例也不相同。运动营养品中本不应含有《禁用清单》中的禁用物质，如果含有禁用物质，必须加以说明。

市场上销售的一些保健品和营养品，会通过添加少量激素类物质提高功效。如在某些饮料、减肥食品中曾经检测出含有刺激剂和利尿剂等兴奋剂成分，尤其是减肥食品，很多都通过添加刺激剂和利尿剂以增强减肥效果。国内外都曾发生过女运动员出于爱美之心，使用减肥产品，造成兴奋剂违规的案例。

有些运动营养品是专门为了增加体内的激素分泌水平而设计生产的，这些激素成分，很多都是禁用物质。为了能让更多的运动员使用它，配方表中常常略去这些违禁成分，再通过不正规的生产销售渠道，流入市场或直接销售到运动队。运动员一旦使用，体内激素很容易超过规定的标准，造成兴奋剂违规。

因此，运动员在购买和食用营养品时一定要通过正规销售渠道购买，而且要仔细审核配方中所含物质成分，切不可因为是专家或朋友推荐而忽视自我审核。

国际奥委会专家曾经对多个国家近600种营养品进行有关兴奋剂的检测，结果发现大约15%的营养品中含有违禁物质但未被标出。为此，国际奥委会曾发布公告：各国生产的营养品质量参差不齐，运动员服用营养品有可能导致兴奋剂检测结果呈阳性。

1999年至2000年，英国运动员集体染上了“诺龙传染病”，频频爆出诺龙阳性。时任国际田联秘书长表示，这是由于在英国从超级市场中随便就可以买到含诺龙的保健品。2001年，国际奥委会对上百种不同种类的食品添加剂进行检测后发现，至少有16种添加剂会使运动员体内产生过量的诺龙。后续的调查发现，这些保健品受到过一种叫作“激素原”物质的污染，而这种物质一旦进入体内，会转化成类固醇之类的兴奋剂物质。为此，国际奥委会警示运动员不要随便使用保健品，更不能使用含有添加剂的保健品，并要求各国加强对这类保健品的管理。

2014年2月，在俄罗斯索契举行的冬奥会上，共发生了6例兴奋剂检测呈阳性的事件，其中来自于德国、意大利、乌克兰和拉脱维亚的4名运动员均是由于服用了营养顾问或者是队医推荐的营养品而造成了兴奋剂违规。德国一名冬季两项运动员被查出特定刺激剂甲基己胺呈阳性，在听证会上，这名运动员声称不清楚该物质是如何进入体内的，也没有故意使用该物质来提高运动成绩。根据国际奥委会纪律委员会的结论，尽管问题出在营养品上，但后果仍要由运动员自己承担。

三、食品中的兴奋剂残留

随着食品科技的快速发展，各种化肥、激素以及食品添加剂在种植、养殖和食品工业中被大量使用，致使一些含有兴奋剂的物质如刺激剂、甾体激素、利尿剂、肽类激素、麻醉剂等残留在食品中，运动员如果不慎服用了这类食品同样会造成兴奋剂检测呈阳性。

说到食品中兴奋剂残留，最典型的例子就是克仑特罗（瘦肉精），药品名称盐酸克仑特罗，商品名有克喘素、氨哮素、氨必妥、氨双氯喘通等。盐酸克仑特罗是一种支气管扩张剂，临床上主要用于治疗慢性支气管炎、慢性阻塞性肺炎以及缓解哮喘急性发作时的支气管痉挛。

克仑特罗制剂短期效应类似刺激剂，可使心率加快、血压升高、发热，使运动员获得热量和抗代谢效应，而且与其他β-激动剂相比，它的生物利用度更高。因此，在2001年的《禁用清单》中的分类是β2-激动剂。后来经研究发现，在使用剂量达到正常治疗剂量的5到10倍时，克仑特罗制剂有促进蛋白质合成的作用，可以减少脂肪堆积，增加肌肉含量，提高肌肉力量。于是，在2003年的《禁用清单》中克仑特罗被分类在蛋白同化制剂类。

20世纪80年代初，有研究发现，将大剂量克仑特罗制剂用在饲料中可以促进猪等家畜的生长，在代谢过程中促进蛋白质合成，加速脂肪的转化和分解，提高了猪肉的瘦肉率，因此被称为“瘦肉精”。克仑特罗制剂作为饲料添加剂，使用剂量是人用药剂量的10倍以上，才能达到提高瘦肉率的效果。因为克仑特罗制剂用量大、使用时间长、代谢慢，所以在家畜体内的残留量很大。这个残留量通过食物进入人体，能使人体渐渐中毒，如果一次摄入量过大，还会产生异常生理反应和中毒现象，因此在我国被严令禁止使用。

大剂量服用克伦特罗制剂可能出现肌肉震颤、心慌、战栗、头疼、恶心、呕吐、四肢无力、手颤等中毒症状，特别是对高血压、心脏病、甲亢和前列腺肥大等疾病患者危害更大，严重的可导致死亡。

如果运动员不慎食用了含有克伦特罗残留的食品，就有可能造成克伦特罗呈阳性。近年来，运动员因此而导致的兴奋剂违规事件已发生多起。运动员因为误服克仑特罗制剂残留的食品导致兴奋剂违规同样要受到严厉的处罚，《世界反兴奋剂条例》明确规定，运动员必须对进入自己体内的任何东西负责任。

因此，我国很多运动队都在不同程度上告诫运动员，尽量在运动员食堂进餐，比赛期间一定要在组委会指定餐厅用餐，千万不要因一时贪嘴，造成不必要的烦恼，甚至遗憾终身。

第三节 防止医源性兴奋剂

药物是用来治病的，但一些药物中含有兴奋剂物质，如果运动员在没有申请治疗用药豁免或在不知情的情况下服用了含兴奋剂的药物同样要受到处罚。

国家体育总局《反兴奋剂管理办法》第四十九条明确规定，运动员管理单位应当加强对运动员治疗用药的管理，指定专门机构或者人员负责管理药品和医疗器械。运动员因医疗目的确需使用含有《兴奋剂目录》所列禁用物质的药物或者禁用方法时，应按照运动员治疗用药豁免的有关规定使用。

运动员和普通人一样也会生病，但运动员又是特殊人群，除特殊疾病治疗外绝对不能服用含有兴奋剂的药物。因此，运动员服药就需要特别谨慎小心。

比如感冒对运动员来说是最普通的疾病，也是在大型比赛期间发生率最高的疾病。有些运动员认为感冒不是什么大病，随便服药缓解一下症状就好了，殊不知在有些感冒药中含有兴奋剂成分，随随便便使用可能会造成严重后果。运动员必须十分注意，一定要根据自身的病情，听从医生指导，选择不含兴奋剂成分的药品。

还有些运动员误以为中草药是天然药物，化学程度低、副作用小，应该没有什么问题。其实许多中草药中也含有兴奋剂成分，例如胎盘（学名紫河车）可以温肾补精、益气养血，但含有绒促性腺激素；名贵的中药之一鹿茸也含有性激素成分。

随着科技的发展，中药被制成药效更为显著的复方制剂，它们的成分极为复杂，很多配方为了保密，对一些成分秘而不宣或含糊其辞，但往往就是这些保密配方中含有某些违禁物质，存在很多安全隐患。

我国药品管理部门为了防止因误服含兴奋剂的药品发生兴奋剂违规事件，要求所有含兴奋剂成分的药物，都要在说明书或者标签中注明“运动员慎用”。以下是常见的含有违禁物质的药物，希望能引起运动员的重视。

1. 感冒药

含有麻黄素、伪麻黄碱或甲基麻黄碱的药品赛内禁止使用，如日夜百服宁、泰诺、泰诺日夜片、白加黑、鼻炎康。

2. 止咳化痰药

（1）含有可待因、吗啡、克伦特罗、麻黄碱的药品禁止使用，如联邦止咳露、可愈糖浆、定喘止咳糖浆、复方川贝止咳糖浆、复方甘草片、克咳胶囊、通宣理肺丸。

（2）含有禁用麻醉止痛剂的中成药赛内禁止使用，如复方甘草片、止咳糖浆等。

3. 解热消炎药

含有吗啡、哌替啶、芬太尼、美沙酮、可待因的药物均禁止使用。

4. 平喘药

（1）含有麻黄碱的咳喘片赛内禁止使用。

（2）含有克仑特罗、福莫特罗、沙美特罗、沙丁胺醇、特布他林、布地奈德、倍氯米松等平喘药无论口服、静脉用药均禁止使用，喷雾制剂要控制用量。

5. 抗过敏药

（1）含有静脉糖皮质激素的药物如地塞米松、泼尼松赛内禁止使用。

（2）含有麻黄碱的麻黄碱消鼻液、鼻通等均禁止使用。

6. 五官科用药

复方麻黄素滴剂赛内禁止使用。

7. 外用膏药

含有麻黄碱、麝香的麝香壮骨膏、骨通贴膏、狗皮膏、伤湿祛痛膏禁止使用。

8. 内分泌用药

治疗水肿、痤疮、某些经前综合症可能会使用含有螺内酯的药品，如安体舒通片，经人体代谢后螺内酯可转化为禁用物质坎利酮，禁止使用。

2009年和2013年，我国某省连续两名著名田径女运动员出现了坎利酮呈阳性现象。经调查，均为因痤疮或内分泌失调就医后，医生开具的药品中含有螺内酯的成分，经人体代谢后转化为了坎利酮。2008年以来，其他国家也连续出现女运动员坎利酮呈阳性的情况，绝大多数均为医生开具的药方中含有螺内酯成分而造成阳性。此案例说明对于运动员来说，并非所有经医生开具的处方都是“安全”的，是不含禁用物质的。运动员一定要提高警惕，仔细查看药品外包装是否有“运动员慎用”的提醒，查看药品成分中是否含有禁用物质。

2016年发生两起著名的去甲乌药碱阳性案例，利物浦年轻球员马马杜·萨科（Mamadou Sakho）因用减肥药不当，造成去甲乌药碱阳性。我国著名竞走选手刘虹也被查出此种物质阳性，后调查发现是由于使用一种身体按摩乳而“中招”。由于两位运动员都属于误用，均只受到禁赛一个月的轻判。

经世界反兴奋剂机构（WADA）确认，去甲乌药碱属于β2激动剂，赛内赛外均禁用，并被正式列入2017年版《禁用清单》中。

中国反兴奋剂中心通过初步调查研究，发现某些药品和食品中均含有去甲乌药碱成分。根据中心的报告，多种膏药、莲子、热带水果释迦，甚至一款英国著名护肤品牌下的蓝莓美白身体乳都含有该物质。运动员在使用含有波叶青牛胆、附子、乌头、乌药、细辛等成分的药品、营养品或食品时必须格外小心。

目前已明确检测出含有去甲乌药碱成分的：

神威牌按摩乳、附子理中丸、奇正消痛贴膏、玉林牌正骨水、麝香壮骨膏（山东明人福瑞达）、活络健康贴、芷香新伤膏、连花清瘟胶囊、丁桂活络膏贴、云南白药膏、关节止痛膏、莲子、莲子心、热带水果释迦、THE BODY SHOP蓝莓美白身体乳。

经查阅文献确定含有去甲乌药碱成分的：

植物：波叶青牛胆；

中药材：附子、乌头、乌药、细辛等；

药品：金匮肾气丸、桂附地黄丸、右归丸、附子理中丸、桂附理中丸、云南白药各种剂型、肾康宁片及胶囊（芜湖绿叶制药）、正天丸（999制药）、温胃舒颗粒（合肥华润神鹿药业）、参茸三鞭丸（同仁堂制药）、乌梅丸（昆明中药）、小金丸（九寨沟天然药业集团）、腰息痛胶囊（河北万岁药业）、男宝胶囊（天津力生制药）、伤湿祛痛膏（同仁堂制药）、参茸补肾片（吉林修正药业）、寒痛乐熨剂（宁夏泉水药业）、大活络丸（同仁堂制药）、益肾灵颗粒（福建省泉州恒达制药有限公司）、玉龙油（广州白云敬修堂药业）、云南红药胶囊（云南植物药业公司）、中华跌打丸（广西梧州制药）、庆余辟瘟丹、复方小活络丸（同仁堂制药）、散风活络丸（同仁堂制药）、海马补肾丸、木瓜丸（同仁堂制药）、参仙升脉口服液（步长制药）、九味羌活丸及颗粒、双辛鼻窦炎颗粒、消肿止痛酊（广西花红药业）、独活寄生丸、川芎茶调丸、止咳化痰丸、复方南星止痛膏、附桂骨痛片等以及其他含有波叶青牛胆、附子、乌头、乌药、细辛、莲子、莲子心、释迦的药品、营养品和食品。

完全无副作用的药物很少，即使维生素也不例外，人体对于这些物质的需求大都有一定限度。如果每日服用过量，不仅会造成药物的浪费，而且还可能会影响机体的正常机能，甚至造成中毒。以维生素A为例，成人一次计量超过100万单位，就可能引起急性维生素A中毒，症状为头痛、恶心、呕吐、烦躁、嗜睡，还可有眼球震颤、复视、视神经乳头水肿等。由此可见，任何药物都不可以滥用。

很多人认为人参是中药滋补药，每日服用可以强身健体、有益无损，其实若服用过多过滥，也会引起不良后果。人参虽可益气健脾，但如长期过量应用，亦可引起脘腹胀满、食欲减退。一些病患在长期服用人参后，常出现失眠、易激动等现象，需要停药一段时间才能好转。有观察实验证明，在连续服用人参超过1个月的133人中，大多数出现了兴奋状态、失眠、欣快感、神经衰弱、咽喉刺痒、高血压等症状，有的还出现皮疹、水肿、清晨腹泻等现象。其中4例因用量较大，导致人格解体和混乱感。

最后再强调一下，《世界反兴奋剂条例》明确规定：运动员本人要为自己所服用的物质及其产生的任何后果负全部责任。

第九章　反兴奋剂任重道远

第二次世界大战以后，市场化、商业化推动竞技体育高速发展，奖杯、奖牌的“含金量”越来越高，专业运动员已成为改变命运、令人羡慕的职业。有些运动员把取得好成绩寄托在兴奋剂上，还有些青少年为了获得骄人的身材而使用兴奋剂，这无疑给兴奋剂泛滥提供了巨大的市场。

兴奋剂从1967年第一份《禁用清单》中的不到10种，到2016年，在50年间已发展到2000多种，尽管打击使用兴奋剂的力度不断加大，但兴奋剂发展的势头并没因此而减弱，反而以更隐秘的方式发展，给兴奋剂检查、检测带来很大的困难。

兴奋剂检测设备越来越高精尖，检测样本越来越多，大型综合性运动会以及每年用于常规兴奋剂检查和检测的费用越来越大，频繁的检查也给那些没有使用兴奋剂的运动员带来困扰。如何更科学、合理、高效、精准地实施兴奋剂检查，是对反兴奋剂工作的巨大挑战。

第一节　兴奋剂有潜在市场

一、难于抗拒的诱惑

1984年洛杉矶奥运会前，加拿大反对滥用药物组织主席、类固醇专家鲍勃·戈德曼（Bob Goldman）曾经向198名世界优秀运动员提出这样的问题：如果我有一种神奇的药物，它能使你们5年之内在包括奥运会在内的所有比赛中战无不胜，但你们吃了这种药，五年之后就会死去，你们愿意吃吗？结果出人意料，竟有103名运动员（52%）回答说愿意吃。不难看出，在奥运会等重大比赛中获胜的吸引力是多么的大，竟然压倒了对死亡的恐惧。当胜利的诱惑超越了死亡，道德的力量就显得微不足道了。

（一）追逐利益的“捷径”

马克思在《资本论》中对利润的追逐有一段经典的诠释：一旦有适当的利润，资本就胆大起来。如果有百分之十的利润，它就保证被到处使用；有百分之二十的利润，它就活跃起来；有百分之五十的利润，它就铤而走险；为了百分之一百的利润，它就敢践踏一切人间法律；有百分之三百的利润，它就敢犯任何罪行，甚至冒绞首的危险。

在竞技体育中，最大的利益莫过于对金牌及奖金的追逐。世界反兴奋剂机构前主席庞德说过，利益驱动是运动员服用兴奋剂，让兴奋剂有产业化趋势的原因之一。

运动员使用兴奋剂，有精神或物质上的贪欲，也有背后特殊利益集团的操纵或支持。体育运动在全球已成为一种产业，在赞助商、转播权、赌博基金上产生数十亿、上百亿利润。从处于青春期希望拥有超人体魄或寄希望在专业考试中能有超常表现的高中生，到希望一夜成名的优秀运动员，在这个巨大的需求市场中，兴奋剂的研发者甚至比使用者还要兴奋。

不少高水平运动员为了提高运动成绩，不惜一切手段使用兴奋剂，其实这是一条看似奇迹般的，却荒诞而危险的捷径。巴尔科实验室项目负责人孔蒂在揭发女飞人琼斯时是这样描绘的：在得知了新药物的作用、成分、制造原理以及该如何注射后，她当即撩起了自己的裤子，毫不犹豫地将针头扎向自己。

美国奥委会运动医学与科学部前主任、医学博士罗伯特·沃伊（Robert Voy）说过，奥运会上几乎所有比赛项目都需要出色的肌肉力量，试想所有的竞逐运动员自身基础条件都在同一起跑线上，而其中一人在比赛时使用了兴奋剂，当然是他获得冠军的几率更高，如此之大的诱惑确实让很多运动员、教练员难以抵挡。

还有些运动员有嫉妒和攀比的心理，比如别人用，我不用“吃亏”，“我先天不足”只能靠外源性物质增补等。在训练水平突飞猛进，动作技术近乎完美的今天，要夺得体育比赛的胜利无疑越来越困难，通过正常训练手段无法取胜时，他们首先想到的“捷径”就是兴奋剂。这就是有些运动员明知其中利害，却始终不愿放弃使用兴奋剂的根本原因。

美国田径运动员米歇尔·柯林斯（Michelle Collins）在第一次听到圈内人向她推荐THG时，她大吃一惊。这位奥运会短跑选手，前世界冠军被告知，这种药物可以让她更强壮，训练后可以更快恢复体能。她没有犹豫，成为了巴尔科案件中的一员。柯林斯说："没有人告诉我这东西到底是什么。"她最早接触违禁药品是从大学选手向职业运动员过渡的阶段。对运动员而言，这是非常脆弱的时期，很多运动员是被承诺带领他们更上一层的教练所蛊惑，运动员被洗脑性地告知，如果不服用这些药物根本无法和别人竞争。柯林斯说："我绝对相信了这一套。"

（二）减肥塑身的需求

调查发现，在服用兴奋剂的女性中，最年轻的甚至才9岁。相当一部分人并不需要用类固醇使自己在赛场上提高成绩，但她们认为类固醇可使自己得到和模特影星一样的"魔鬼身材"。

美国拉特格斯大学（Retgers）的一位教授说，一些年轻女性服用类固醇作为一种控制体重和减肥的手段。他就曾经帮助过两位少女服用类固醇，其中一位少女身材平平，因此很苦恼，她想要立竿见影的效果，因此采纳了她游泳伙伴的建议，服用类固醇塑身。美国俄勒冈保健科学大学运动医学部的研究人员发现，在俄勒冈高中里，三分之二服用过类固醇的女生并不是运动员，只是以为服用类固醇能使自己变苗条。这些女学生饮食没有规律，除使用类固醇外，还滥用药物利尿剂、安非他明和轻泻剂。

美国俄亥俄州立大学心理学研究人员指出，和女性一样，男性同样追求完美体型。这一观点在英国男性身上似乎表现得更为显著，而且他们选择的方法也更为"快捷"。研究人员调查了英国伦敦、卡迪夫、伯明翰、曼彻斯特等20个城镇的药店销售记录，其中11个地区的调查结果显示，使用类固醇来塑造身材的人数呈上升趋势。

调查报告说，滥用含类固醇药物的年轻人越来越多，这是一个令人担忧的现象。报告分析指出，越来越多的男性希望达到理想体型，这些年轻人包括自由职业者、建筑工人以及学生，而选择使用类固醇是最快捷的方法，不需要耗费太多精力就能达到健美的体格。这些人希望使用类固醇后，能够在海滩或舞池里"秀"出自己的完美身材。

在我国，北京体育大学受国家体育总局委托，对14个省市的4500余人进行了一项问卷调查，调查对象包括专业队和体育运动学校运动员、普通中学及大学生。调查结果表明，业余运动员和普通学生承认使用过兴奋剂的比例大大高于专业运动员。

二、药物依赖

从布宜诺斯艾利斯到阿根廷青年队再到博卡青年队，只有十几岁的迭戈·阿曼多·马拉多纳（Diego Armando Maradona）都是球队的绝对主力，就在阿根廷青年队转到博卡青年队的合同签订之后，马拉多纳出现了伤病。本来身体还没有完全长成的马拉多纳要休息一段时间。可是，1980年2月20日，马拉多纳必须参加一场足球比赛，上半场比赛仅仅进行了17分钟，马拉多纳的伤病发作，不得不下场休息，可是博卡青年队的球迷大声呼喊马拉多纳的名字，博卡青年队的老板此时感到他们花费巨资签约的马拉多纳物有所值，马拉多纳肌肉拉伤只进行了简单的处理，就又返回球场继续比赛，当场上队友询问马拉多纳是否需要下场治疗时，他一边向球迷挥手，一边回答说："不，我不能下场"。

那天晚上，博卡青年队的球迷异常高兴，然而，球迷不知道的是，在中场休息时，医生给马拉多纳注射了强烈的止痛药物。从此之后，马拉多纳不止一次为了上场比赛而注射强烈的止疼药物。后来，阿根廷和英国媒体透露，马拉多纳当时注射的药物当中含有杜冷丁。

博卡青年队利用马拉多纳获得了联赛冠军之后，以当时的天价将其转给了西班牙的巴塞罗那队。在巴塞罗那队与毕尔巴鄂竞技队的比赛中，马拉多纳被对方球员踢伤，致使他不得不休息几个月，在这段苦闷的日子里，马拉多纳从依靠杜冷丁和少量大麻止痛，上升到使用毒品可卡因。

马拉多纳在1996年1月道出真相，他说，"我第一次使用可卡因是1982年在巴塞罗那，当时我只有22岁，我使用可卡因是因为我希望感觉一下生活。像其他行业一样，足球界一直存在吸毒的现象，我希望澄清的一个问题是，我并不是绿茵场上唯一的吸毒者。"驰骋在绿茵场上的"英雄"马拉多纳最终染上毒瘾，他曾多次发誓戒毒，但均告失败。2001年1月9日，39岁的马拉多纳在乌拉圭因为心律失常和高血压等问题住进医院，经过检查，医生在马拉多纳的血液中检测出可卡因。

有些人以为只有毒品或麻醉止疼药会致人上瘾，其实包括类固醇和肽类激素在内的很多兴奋剂使用一段时间后都会产生物质依赖。

这种物质依赖也称作“药瘾”（物质成瘾）。世界卫生组织对“药瘾”曾做出如下定义：由于反复使用药物而产生对个人和社会有害的，并使躯体出现周期性或慢性的中毒状态。“药瘾”还具有下述特点：为了能继续使用这些药物而不择手段去获取它；用量不断增加（产生耐药性）；可产生精神性的和躯体性的依赖（戒断症状），对个人、社会产生恶劣影响。统称为物质依赖或药物成瘾。

据国际奥委会医学部主任派崔克·沙马什（Patrick Schamasch）透露，他们在悉尼奥运会期间进行过一次调查研究，结果让他们大惊失色。很多奥运选手吃“药”成瘾，不管有病没病，而且数量、种类都超出了正常范围。这些被调查的选手坦率地承认，他们在调查前三天内服用过6、7种合法的处方药，一名选手甚至在三天内服用了29种不同的药丸和药剂，活生生就是一个“药罐子”。

心理学家认为，滥用物质产生的欣快感，可以产生直接的心理阳性强化作用，而避免因戒断时的痛苦产生间接的阳性强化作用，两者协同形成一级强化。形成物质依赖的情景和条件也可形成环境上的强化作用，即二级强化。这两级强化作用的叠加遂使人的行为固定，从而形成物质依赖。此外，依赖者受接触到的周围人群的群体心理影响，更可构成社会性的强化，促使物质依赖更加顽固。

第二节　反兴奋剂面临的挑战

一、兴奋剂检查成本越来越高

在奥运会和各种世界重大比赛中对运动员进行兴奋剂检查的开销相当惊人，经济不发达的国家一般都负担不起。1988年汉城（现首尔）奥运会兴奋剂检查了1600名运动员，耗资300万美元，约合每人1875美元。根据国际奥委会的统计，1989年世界各国总共检查了52371人次，粗略计算，当时全世界兴奋剂检查耗资高达约1亿美元。

进入20世纪90年代后，由于国际反兴奋剂斗争的需要，每年接受各个国际单项体育联合会赛内和赛外检查的运动员人次猛增（1994年为93680人次，1998年为105250人次），全世界每年用于兴奋剂检查的费用更是成倍增长。仅国际田联1996年用于对付违禁药物的开支就高达1700万美元，2000年截至悉尼奥运会开幕前，成立不到一年的世界反兴奋剂机构就已经在全世界82个国家实施了2043例赛外兴奋剂检查。

为了维护干净、公平的竞赛环境以保证赛事公正，国际奥委会不断加大兴奋剂的检查力度。数据表明，2000年悉尼奥运会检查超过2800例，2004年雅典奥运会已增长到3500例，2008年北京奥运会达到4700多例，2012伦敦奥运会时这个数字已上升至5000例，而2014年索契冬奥会兴奋剂检查的数量已经接近2500例（参加该届冬奥会的运动员也才只有2800多人），到2016年巴西里约奥运会兴奋剂尿检加血检的数量计划达到5400例左右（实际检查数量不到5000例）。运动员的血检和尿检样本还要被运到瑞士洛桑实验室保存10年，以便日后在发现新型兴奋剂时进行复检。

2009年世界反兴奋剂机构讨论通过了《运动员生物护照操作指导方针》，作为反兴奋剂斗争一个新的强有力的工具，“生物护照”在2008年环法自行车赛上最先使用，当时预算600万欧元，比2007年环法赛事反兴奋剂的费用多了接近500万欧元。由于成本昂贵，在伦敦奥运会上实施“生物护照”监控的项目只有4个，分别是自行车、皮划艇、田径和铁人三项。

从以上数据不难看出，如果把夏季奥运会28个比赛大项和冬季奥运会7个比赛大项的所有国际体育联合会反兴奋剂的开支，国际奥委会、世界反兴奋剂机构以及各国政府和国家反兴奋剂组织用在反兴奋剂方面的所有经费支出加在一起，将是一个庞大的天文数字。

二、兴奋剂检测难度越来越大

兴奋剂发展永远领先于反兴奋剂措施，越来越广泛和严格的兴奋剂检查并没有造成兴奋剂违规数量下降，伴随科技的进步，在巨大经济利益驱动下，更多、更新的违禁物质还在不断涌现，因此《禁用清单》也就越来越长。

在1967年的第一份《禁用清单》中，违禁物质只有2大类8种，到2016年，这份清单中仅明确列出的物质就超过了240种，并且大部分禁用物质种类前都注明“以及其代谢物和异构体，包括但不仅限于”或在后面注明“以及其他具有相似化学结构或相似生物作用的物质”。加上此两句说明后，目前的禁用物质已经超过2000种。兴奋剂的不断增加，对兴奋剂检测的要求也越来越高，其难度表现在以下几个方面。

（1）药物及其代谢物的种类多、变化大。禁用的200多种药物以原体或一个或多个代谢产物的形式存在于人体体液中，因此需要检测和确证的化合物多达上千种。除此以外，用药后的不同时间，这些化合物的浓度不断地发生变化，不同物质的半衰期相差很大。

（2）药物在人体体液中的浓度很低。药物在人体体液中的浓度常常是毫微克（即十亿分之一克）或更低的水平，因此对检测的灵敏度要求很高。现在检测兴奋剂的精度要求，相当于在一个25×50米的标准游泳池中加入一勺糖，要能够做到在池子的任何一处取得的水样中都可以测到糖的存在。

（3）要求准确的定性和定量，不能有丝毫的疏漏和差错。兴奋剂的检测工作关乎到运动员的运动生命，要准确地定量及判断样品中兴奋剂是否超出允许范围，检测者要对每一种物质的代谢动力学及光普分析有全面娴熟的了解以及全面的分析判断能力。

（4）自体干细胞。运动员可以通过干细胞疗法增强体能或者修复因比赛疲惫不堪的身体，哈佛医学院教授甚至信心满满地表示：我们早已经能够让成熟的干细胞发育成肌肉。虽然如何将干细胞注入合适的肌肉，以及如何让肌肉与这些“外来客”融为一体并获得额外机能，至今仍是一个谜，但科学家有望在几年内扫清这些障碍。由于在这一过程中，你使用的实际上是自己的干细胞，因此很难进行检测。

（5）基因兴奋剂。2006年，德国一名田径教练被警方逮捕，因为他试图用基因药物促携氧因子（Repoxygen）提高运动员的成绩。促携氧因子能够提高体内携带氧气的红细胞的“产量”，虽然美国加州大学圣地亚哥分校人类基因疗法计划负责人、世界反兴奋剂机构顾问西奥多·弗里德曼（Theodore Friedmann）认为，研发真正有效的技术所遭遇的难度要比人们认为的高得多。但他也承认，假以时日，研发出基因兴奋剂（gene dop-ing）也并非不可能。

在体育领域滥用基因治疗技术的方法之一，是注射有助于红细胞生成素（EPO）产生的基因，这样会造成血红细胞数量的增加，增强运动员血液的携氧量，从而将更多的氧提供给人体细胞。这一治疗方法原本是为帮助严重贫血症患者，但现在却可能被用于提高健康人的有氧能力。瑞士洛桑一家生物技术公司正在利用遗传工程制造可产生EPO的人体细胞，然后将这些细胞移植给那些可能要靠EPO救命的人，如接受肾透析的病人或血液病患者。据报道，投入临床试验的“产生EPO基因”治疗法，只需通过注射一次改造过的基因，就可使运动员的血红细胞数量激增40%，进而提高其整个赛季的耐力。

另一种可能会被“基因骗子”剽窃的基因疗法，是利用血管内壁生长因子（以下简称VEGF）。美国密歇根大学的桑贾依·拉贾戈帕兰教授和其同事，已经利用一种转基因病毒（GM virus）将VEGF输送给外周动脉粥样硬化症患者。众所周知，该种疾病会引发四肢血管收缩，并可导致患者截肢。这一疗法可以提升VEGF数量标准，从而扩展血管内径。因此，为了提高运动成绩，运动员可能会利用这种疗法增加肌肉的供血量。这种基因治疗技术利用普通的冷病毒将VEGF基因输送至细胞，因此即便查出了该种病毒，也不能证明运动员曾经使用过基因兴奋剂。

还有一种基因治疗方法，原是为了帮助患有退行性肌肉病变的人，例如肌肉营养失调的人。研究人员已经成功地用新基因增大了老鼠和狒狒的肌肉，该疗法可能被应用于增强运动员某一特定部位的肌肉，例如一位铅球运动员的肱三头肌。实际上，早在1994年，美国芝加哥大学医院就成功地在动物身上完成了类似基因治疗的试验。

尽管基因兴奋剂目前无法检测，但已引起了国际奥委会、世界反兴奋剂机构及许多发达国家专家们的关注。掌握先进基因疗法的科学家们也意识到了滥用基因技术的可能性，他们也准备同反兴奋剂组织合作，积极开展可能存在的检测方法，确定标记基因技术药物处理方法的可行性研究，预防基因兴奋剂的使用。

2002年3月，来自世界各地的医学和生物学家、法学专家、政府机构决策官员，以及国际奥委会、世界反兴奋剂机构、各国际单项体育联合会等国际体育组织和运动员代表，出席了在纽约召开的防范使用基因兴奋剂研讨会。代表们一起探讨了作为当代转基因技术的后果，体育界所面临的一系列科学、技术和伦理道德问题，明确表示反对在体育运动中使用基因兴奋剂。

2003年，基因兴奋剂被世界反兴奋剂机构和国际奥委会正式列入《禁用清单》。

三、反兴奋剂法治体系和管理制度需要更加健全

多数被查出使用兴奋剂的运动员最初都持否定态度，除非证据确凿。20世纪90年代以前，对兴奋剂违规的处罚并不十分严格，被查出服用禁用物质的运动员一般都找个借口声称“误服”，或“遭人陷害”，有些运动员说自己为治疗疾病而服用了某种药物（不知道是兴奋剂），一般都能得到“从轻发落”。

进入20世纪90年代后出现了一种倾向，即被查出的违规者不但矢口否认服用禁用物质，而且几乎都要挑起法律诉讼，纷纷找律师打官司，不是声称有人做了手脚，就是指责检查、检测程序不规范，甚至提出精神和物质的赔偿，而且有许多被检查出来使用禁用物质的运动员在诉讼中获胜。

1994年，英国女子田径运动员戴安娜·莫代尔因尿样中含有超量睾酮而被国际田联禁赛4年。但英国田联却支持她上诉，声称由于尿样存放在温度较高的环境中，细菌滋生改变了尿液成分，结果国际田联不得不宣布取消禁赛，莫代尔还要求国际田联赔偿73.25万美元。

另一个著名案例是美国田径运动员布什·雷诺兹。他因兴奋剂检查呈阳性受到国际田联禁赛处罚，但他在美国的一个地方法院状告国际田联，说自己是无辜的。该法院不仅判他无罪，还判国际田联赔款2700万美元。国际田联1994年用于打官司的诉讼费就高达400万美元。

牙买加短跑运动员玛莲·奥蒂被查出使用禁用物质，可是在她提出瑞士的实验室不适当地处理了她的尿样之后，禁赛被取消了。国际田联恢复了她的名声，牙买加田协对她郑重道歉，兴奋剂检测实验室因为对奥蒂检测出错而使其名声受损。面对日益频繁的诉讼，一些国际体育组织在人力和财力方面实在负担不起，不得不做出让步。

运动员上诉经常获得成功，原因之一是目前的兴奋剂检查、检测程序还没有先进到足以对抗法律挑战的地步。一些国家和体育组织根据自身的利益支持运动员诉讼。兴奋剂违规处罚与一些国家的民法和其他基本法有冲突，法律上的不统一造成一些运动员另辟蹊径，千方百计寻找法律上的漏洞。

美国反兴奋剂机构负责人曾经对记者说，运动相关产业年产值接近1万亿，运动员们被教练、经纪人、律师所包围，他们的成绩关系这些人的收入，有的运

动员本来已经准备承认使用兴奋剂，但被律师阻止，因为漫长的官司可以让律师赚得更多。

2013年，韩国羽毛球运动员李龙大和金基正没有及时申报行踪信息，以致国际反兴奋剂机构（WADA）在实施赛外兴奋剂检查时，因3次都没找到人而无法完成。根据《世界反兴奋剂条例》规定，违反行踪信息管理规定应禁赛2年；运动员过错程度较轻或有其他特殊情形的，最少禁赛1年。尽管禁赛1年的处罚已经是从轻发落了，但仍然激起了韩国粉丝的愤怒，韩国羽联也召开新闻发布会表达他们对国际羽联处罚的不满，并将责任全部揽下。韩国近10名律师成立了法律咨询团，为申请仲裁，律师们找到了类似的案例，并特地跑到世界羽毛球协会所在地马来西亚，提交了长达1000页的证明文件，要求世界羽毛球协会进行重新审议，并向国际体育仲裁法庭（CAS）上诉。最终，世界羽协反兴奋剂听证委员会对此案进行重审，取消禁赛处分。因为人力物力、时间成本消费太大，最后世界反兴奋剂机构也不得不放弃向国际体育仲裁法庭上诉。

以上事例充分表明了国际反兴奋剂斗争的复杂性和艰巨性，也对世界反兴奋剂机构解决各种新的棘手问题的决心和能力提出了挑战。

第三节　反兴奋剂前景展望

一、科学制订检查计划做到精准检查

世界反兴奋剂机构公布的检测数据表明，在每年接近30万人次的检测中，发现可能使用了兴奋剂的样品比例在1% 左右，我国在2014年共完成兴奋剂检查数量超过15000例，兴奋剂阳性率还不到0.32%。我们能单从这些数字上分析，合理地认为其余99%的运动员都未曾使用兴奋剂来提高自己的运动成绩吗？难道每年成千上万的检查检测费用仅仅是为了起到震慑预防作用吗？

事实是那些铤而走险的作弊者根本不惧怕这种威慑，某些运动员在他们被抓到前也曾接受过十几次甚至几十次的兴奋剂检查，美国自行车运动员阿姆斯特朗在接受采访时表示，在他的自行车生涯中曾接受超过100次的兴奋剂检查。是什么原因让他们一次次逃脱惩罚？是相关人员的包庇、纵容，还是检测手段落后于

兴奋剂的发展？亦或是针对性不强的撒网式检查存在漏洞？

一名当年曾数次逃脱兴奋剂检查的运动员在最后被抓住时解释说，由于药物配给的计划非常严谨，只要按照专业人员制定的关于何时何地如何服用违禁药物的要求严格去做，并配合什么地点以及什么时间参加比赛的精确计划，她从不担心会被发现。但同时她也承认，兴奋剂检查本身确实让运动员在使用兴奋剂时有所忌惮，而且有助于培养运动员的反兴奋剂意识。

当然还有许许多多的原因导致某些兴奋剂使用者逃过了检查。但不容置疑的是，若要人不知除非己莫为，只要兴奋剂存在一天，反兴奋剂的步伐就不会停歇。在2015年新修订的《世界反兴奋剂条例》中，明确规定反兴奋剂组织应尽可能从各种渠道收集信息，以制订有效可靠的检查计划，进行目标检查，尽量减少检查的盲目性，做到精准检查。

二、调查将成为反兴奋剂的重要手段

反兴奋剂工作中的调查既包括对生产、交易、使用兴奋剂等违法行为的调查，也包括对兴奋剂违规的原因、禁用物质和方法的来源、相关人员和单位责任等具体情况的调查。

反兴奋剂调查是与宣传教育、检查、检测并列的重要工作手段。近年来，情报收集和调查取证，在反兴奋剂工作中的重要性不断显现。世界反兴奋剂机构（WADA）开展的一项研究表明，大约有10% 的运动员在使用兴奋剂，而通过兴奋剂检查发现的违规仅占检查总数的1%。世界反兴奋剂机构前总干事戴维·豪曼（David Howman）曾公开表示，近年来，大约有三分之一的兴奋剂违规是通过调查发现的。为了积极发挥调查的作用，2015年版《世界反兴奋剂条例》新增了“检查和调查”一章，世界反兴奋剂机构还专门发布了《检查和调查国际标准》，指导和规范调查工作。

国内外反兴奋剂组织在开展调查方面积累了很多成功经验和做法。可以说，重大兴奋剂案件的查处，都与缜密的调查密不可分。

调查一直是我国治理兴奋剂问题的重要手段。近年来，我国反兴奋剂法律法规体系日臻完善，为反兴奋剂调查提供了法律保障；我国建立了统一领导、分工负责和相互配合的反兴奋剂管理体制，为调查提供了组织保障；相关单位协调配合，在调查处理兴奋剂违规的过程中进行了许多有益的探索，积累了宝贵的经验。

国际上，多位著名运动员从来没有出现过兴奋剂阳性结果，却在反兴奋剂人员深入细致的调查取证之后不得不承认使用了兴奋剂。

如7届环法自行车赛冠军阿姆斯特朗，他在职业生涯中从未被查出过兴奋剂问题，但是美国反兴奋剂机构通过多年持续不懈的努力，以确凿的证据和详尽的调查结果，对他作出剥夺7个环法自行车赛冠军头衔和终身禁赛的处罚，并得到了世界反兴奋剂机构、国际自行车联盟、媒体和公众的普遍认可。在大量的关键性的无可辩驳的证据面前，阿姆斯特朗最终不得不放弃抵抗，并公开承认自己使用了兴奋剂。

2015年由世界反兴奋剂机构前主席庞德领衔的三人独立调查委员会，对俄罗斯兴奋剂问题展开全面调查，经过10个月的调查，向世界反兴奋剂机构提供了320页的调查报告，证实俄罗斯田径界存在“有组织”“系统性”的使用兴奋剂问题。该调查报告显示：许多俄罗斯运动员系统性地服用禁用物质或使用禁用方法，多名国家队高层教练以及俄罗斯田径协会首席医务官无视运动员的健康，组织、指导运动员系统使用违禁物质和使用血液回输等违禁方法，多名国家队教练还涉及走私、持有违禁物质。该调查报告公布之后，世界反兴奋剂机构、国际田联和国际奥委会等组织对俄罗斯采取了禁赛、取消资质等制裁措施。

三、大力开展宣传教育和科学研究

近年来世界反兴奋剂机构不仅身体力行，还鼓励各国和单项协会大力开展反兴奋剂的宣传和教育活动，尤其是加强对青少年运动员教育，以及通过各种媒体在普通百姓中的宣传。让在竞技体育中使用兴奋剂的欺骗行为为世人不齿，真正形成过街老鼠人人喊打的局面。

为保证反兴奋剂工作科学高效，世界反兴奋剂机构一贯积极支持反兴奋剂领域的科学研究，在《世界反兴奋剂条例》中明确了研究的目的和目标：反兴奋剂研究应当致力于在兴奋剂管制领域制订和实施有效的计划，同时致力于无兴奋剂的体育的宣传和教育。所有的签约方应相互合作并同各国政府合作，鼓励和推动此类研究，并采取各种合理的措施，确保此类研究的成果用于促进与条例原则一致的目标的实现。

世界反兴奋剂机构还提出了研究的种类，除了医学的检测分析和生理学的调查外，相关的反兴奋剂研究工作还可以包括诸如社会学、行为学、法学和伦理学方面的研究。机构应制订以科学为基础的生理学和心理学训练计划并对其进行评估，该计划与条例原则一致，并尊重人体实验对象的身心完整性，并同时研究由科学开发而来的物质和方法的使用。

为了支持反兴奋剂的科学研究，国际奥委会决定出资作为反兴奋剂的研究基金，用于反兴奋剂新方法、新技术的研究，为反兴奋剂斗争助力，对此我国政府明确表态支持并将给予适当捐助。

在加大资金投入、积极开展科研的同时，世界反兴奋剂机构还与一些知名制药企业合作，及时掌握具有潜在兴奋剂功能的新药上市情况，尽量缩短新型兴奋剂的使用与检测方法建立之间的时间差。

四、联合执法堵住兴奋剂源头

运动员使用兴奋剂只是兴奋剂利益链条上的最后一环，要想全面禁止使用兴奋剂，必须从源头抓起，仅仅依靠少数国家和体育部门是不够的。现在越来越多的国家认识到兴奋剂不仅危害体育本身，而且已经成为社会公害，有必要在世界范围内开展综合治理。

2008年北京奥运会时，我国建立了由11个部委组成的兴奋剂问题综合治理协调机制，查处了一批违规生产、销售兴奋剂的企业，对有效控制兴奋剂药源等问题发挥了巨大作用。近几年，比利时、意大利、法国、美国、日本等国家也在警方的协助下，破获和查处了多起与兴奋剂有关的违法生产、销售和走私案件，争取让兴奋剂在全世界任何角落无所遁形。

五、加强样品复检

从2015年开始，运动员的检测样品存放期延长至10年，在这10年中如发现新的兴奋剂或找到新的检测方法，将对储存的样品进行复检，如发现兴奋剂违规可进行追溯处罚。2016年，国际奥委会仅仅在对2008北京奥运会和2012伦敦奥运会留存的1243个样本的复检中，就查出101例违规样品，涉及十几个国家和地区，其中将近半数运动员是奖牌获得者，所有违规者的奖牌均被收回，并根据《世界反兴奋剂条例》给予追加处罚。

这次对奥运会样本复查出现如此大规模的阳性，至少说明了两个问题。一是新型兴奋剂的研发与使用从没有停止过，而且以在更加隐蔽和先进的方式进行，并且始终走在兴奋剂检测的前面。二是彰显了国际奥委会打击兴奋剂的决心和力度。

国际奥委会在复检结果公布时强调，对这些运动员进行药检复检，再一次表明了国际奥委会反兴奋剂的承诺和决心。

国际奥委会主席巴赫说："通过阻止这些作弊运动员参加奥运会，再次展示了我们保护奥运会比赛纯洁性的决心。所有这些措施都是对作弊者的强力打击，事实将证明，作弊者无处藏身。"

附录1

名词解释

施用（Administration）：采取不正当的方法，使运动员摄取、注射或以其他方式使用禁用物质或禁用方法。出于真实有效的治疗目的或有其他合法理由的除外。

阳性检测结果（Adverse Analytical Finding）：实验室在运动员的样本中发现禁用物质或其代谢物或标记物的检测报告。

生物护照阳性结果（Adverse Passport Finding）：生物护照评估委员会认为，运动员生物护照检查结果异常，需要运动员进行解释说明的意见。

运动员（Athlete）：体育社会团体注册运动员，以及参加政府举办、授权举办或资助的体育比赛或赛事的运动员。

运动员生物护照（Athlete Biological Passport）：对一些因使用禁用物质或禁用方法而波动的人体生物指标进行长期不定期的监测，通过指标的变化判断运动员是否使用了禁用物质或禁用方法。

运动员辅助人员（Athlete Support Personnel）：为运动员参加体育训练和比赛等提供帮助、指导的人员，包括教练员、队医、领队、科研人员等。

企图（Attempt）：有目的地预谋，并采取实质性步骤实施某种行为。

非典型性结果（Atypical Finding）：实验室认为需要反兴奋剂组织进一步调查，才能确认是否为阳性检测结果的报告。

非典型性生物护照结果（Atypical Passport Finding）：生物护照评估委员会认为，运动员生物护照检查结果异常，不需要运动员进行解释说明，但需要反兴奋剂组织进一步调查的意见。

受污染的产品（Contaminated Product）：含有禁用物质但在其标识上未注明的产品；或者无明显标识，无法确认其是否含有禁用物质的产品。

赛事（Event）：赛事组织机构举办的一系列单一比赛的组合，例如奥运会、全国运动会、全国游泳锦标赛等。

赛事期间（Event Period）：根据赛事组织机构的规定，从赛事开始到赛事结束的时间。

过错（Fault）：当事人应当预见某种情形但因疏忽大意而未能预见，或者轻信可以避免但未能避免。

赛内（In-Competition）：除非国际单项体育联合会或赛事组织机构另有规定，赛内是指从运动员计划参加比赛前12小时开始，到比赛和与比赛有关的样本采集结束的期间。

个人项目（Individual Sport）：集体项目之外的运动项目。

国际赛事（International Event）：由国际奥委会、国际残疾人奥委会、国际单项体育联合会、洲际、地区性赛事组织机构或其他国际体育组织作为其管理机构的，或者任命技术官员的赛事或比赛。

国际级运动员（International-Level Athlete）：国际单项体育联合会确定的参加国际赛事的运动员。

国家级赛事（National Event）：全国性体育社会团体举办或授权举办的赛事或比赛。

无过错或无疏忽（No Fault or Negligence）：当事人证实自己的确不知道，即使极其谨慎也不可能知道自己曾使用或被他人施用了禁用物质或方法，或者以其他方式构成了兴奋剂违规。对于检测结果阳性，运动员还应当证实禁用物质是如何进入其体内的，未成年人除外。

无重大过错或无重大疏忽（No Significant Fault or Negligence）：当事人证实自己虽有过错或疏忽，但自己的过错或疏忽不是导致兴奋剂违规的主要原因，或者与兴奋剂违规关系不大。对于检测结果阳性，运动员还应当证实禁用物质是如何进入其体内的，未成年人除外。

赛外（Out-of-Competition）：任何非赛内的时间段。

持有（Possession）：占有、支配、保管、控制禁用物质或禁用方法的状态；购买禁用物质或禁用方法的，视为持有。

注册检查库（Registered Testing Pool）：国际单项体育联合会或国家反兴奋剂机构制定的需要优先进行兴奋剂检查的运动员的名单，被列入注册检查库的运动员需要按规定申报行踪信息。

样本（Sample）：为实施兴奋剂检查而采集的任何生物材料。

目标检查（Target Testing）：挑选兴奋剂违规风险较高的特定运动员实施兴奋剂检查。

集体项目（Team Sports）：比赛过程中允许替换队员的运动项目，例如足球、篮球等项目，田径接力项目、射击团体项目等不是集体项目。

检查（Testing）：兴奋剂管制的组成部分，包括制订兴奋剂检查计划、通知受检运动员、样本采集和存放，以及将样本传送至实验室等环节。

附录2

《反兴奋剂管理办法》（2015）

第一章　总则

第一条　为了防止在体育运动中使用兴奋剂，保护体育运动参加者的身心健康，维护体育竞赛的公平竞争，规范反兴奋剂工作，根据《中华人民共和国体育法》和《反兴奋剂条例》，制定本办法。

第二条　本办法所称兴奋剂，是指年度《兴奋剂目录》所列的禁用物质和禁用方法。

本办法所称兴奋剂违规包括以下情形：

（一）检测结果阳性；

（二）使用或者企图使用兴奋剂；

（三）逃避、拒绝或者未能完成样本采集；

（四）违反行踪信息管理规定；

（五）篡改或者企图篡改兴奋剂管制环节；

（六）持有禁用物质或者禁用方法；

（七）从事或者企图从事兴奋剂交易；

（八）对运动员施用或者企图施用兴奋剂；

（九）组织使用兴奋剂；

（十）使用兴奋剂违规人员从事运动员辅助工作；

（十一）其他法律法规或者国家体育总局的规范性文件明确将其规定为兴奋剂违规的行为。

第三条　体育运动中的反兴奋剂工作，适用本办法。

第四条　反兴奋剂工作坚持严令禁止、严格检查、严肃处理的方针。

反兴奋剂工作遵循以下原则：

（一）预防为主，教育为本；

（二）公平、公正、公开；

（三）维护运动员和辅助人员合法权益。

第五条 国家体育总局负责并组织全国的反兴奋剂工作。地方各级体育主管部门负责并组织本地区的反兴奋剂工作。

国家反兴奋剂机构、全国性体育社会团体、国家运动项目管理单位、运动员管理单位、全国综合性运动会组织机构在各自职责范围内负责开展反兴奋剂工作。

第六条 鼓励对兴奋剂违规进行举报。

第七条 本办法规定体育主管部门以及其他相关体育单位在反兴奋剂管理中的职责权限等内容。

反兴奋剂工作的技术性、操作性规则由国家体育总局参照《世界反兴奋剂条例》的要求，制定《体育运动中兴奋剂管制通则》。

第二章 反兴奋剂工作职责

第八条 国家体育总局领导、协调和监督全国的反兴奋剂工作，确定反兴奋剂工作目标与任务，起草、制定反兴奋剂管理制度与规章，制定国家反兴奋剂发展规划，审核并监督省级体育主管部门、国家反兴奋剂机构、全国性体育社会团体、国家运动项目管理单位反兴奋剂工作的实施，开展政府间反兴奋剂国际交流与合作。

第九条 地方各级体育主管部门领导、协调和监督本地区的反兴奋剂工作，按照有关法律法规的规定和本办法开展反兴奋剂宣传教育，提高体育运动参加者和公众的反兴奋剂意识；加强青少年体育的反兴奋剂工作；配合国家反兴奋剂工作的开展，积极开展委托兴奋剂检查，在省级综合性运动会开展兴奋剂检查。

省级人民政府体育主管部门应当设立专门的机构或者配备专职人员负责反兴奋剂工作。

第十条 国家反兴奋剂机构按照有关法律法规和本办法的规定，组织实施兴奋剂检查与检测，实施对涉嫌兴奋剂违规的调查、听证、结果管理和监督，负责兴奋剂检测实验室的建设和管理，开展反兴奋剂科学研究、宣传教育和社会服务，参与反兴奋剂综合治理，组织开展反兴奋剂国际交流，监督各级各类体育组织开展反兴奋剂工作。

第十一条 全国性体育社会团体按照有关法律法规、本办法和社团章程负责本社团的反兴奋剂工作，制订反兴奋剂工作计划，组织实施反兴奋剂宣传教育，开展所属运动员及有关人员涉嫌兴奋剂违规的调查，实施兴奋剂违规处罚。

全国性体育社会团体应当在本办法与《体育运动中兴奋剂管制通则》的基础上，修改完善其章程和相关反兴奋剂规则。

第十二条 国家运动项目管理单位按照有关法律法规和本办法负责所属运动项目的反兴奋剂工作，明确反兴奋剂工作职责和责任，提高管理人员反兴奋剂意识和能力，加强对国家队运动员训练和比赛的反兴奋剂宣传教育和管理，监督地方运动项目管理单位履行反兴奋剂职责。

国家运动项目管理单位应当设立专门的部门或者配备专职人员负责反兴奋剂工作。

第十三条 运动员管理单位包括运动员所属单位和有资格代表运动员进行注册的单位。

运动员管理单位应当组织开展反兴奋剂宣传教育，加强药品、营养品、食品的管理，监督和协助运动员填报行踪等相关信息，对所属运动员及有关人员涉嫌的兴奋剂违规主动进行调查，配合兴奋剂检查与调查。

第十四条 全国综合性运动会组织机构按照有关法律法规、本办法和运动会规程负责运动会反兴奋剂工作，制定与本办法和《体育运动中兴奋剂管制通则》一致的反兴奋剂规则，开展兴奋剂检查、宣传教育等反兴奋剂工作，在其管理权限内对兴奋剂违规作出处理。

第三章 反兴奋剂宣传教育

第十五条 各级人民政府体育主管部门、国家反兴奋剂机构、全国性体育社会团体、国家运动项目管理单位、运动员管理单位、全国综合性运动会组织机构应当重视和加强反兴奋剂宣传，积极与媒体合作，通过各种形式开展反兴奋剂宣传工作，提高体育运动参加者和公众的反兴奋剂意识。

第十六条 各级人民政府体育主管部门、国家反兴奋剂机构、全国性体育社会团体、国家运动项目管理单位、运动员管理单位、全国综合性运动会组织机构应当开展对运动员和辅助人员等相关人员的反兴奋剂教育。

国家反兴奋剂机构负责制订反兴奋剂教育计划并组织实施。

高等体育院校和体育运动学校应当开设反兴奋剂教育课程或讲座。

第十七条 国家体育总局负责建立反兴奋剂教育资格准入制度，地方各级人民政府体育主管部门、全国性体育社会团体、国家运动项目管理单位、运动员管理单位负责实施反兴奋剂教育资格准入制度，并将其作为运动员和辅助人员入队、注册和参赛的必要条件。

国家反兴奋剂机构负责制定反兴奋剂教育资格准入制度实施细则，并指导实施。

第四章 兴奋剂检查与调查

第十八条 兴奋剂检查包括：

（一）列入国家年度兴奋剂检查计划的检查；

（二）经国家反兴奋剂机构批准或者同意的委托检查；

（三）国家体育总局指定或者授权开展的其他检查。

第十九条 国家反兴奋剂机构负责确定兴奋剂检查程序和标准，管理兴奋剂检查工作人员，组织实施兴奋剂检查，指导和监督委托兴奋剂检查的开展等各项工作。

第二十条 禁止未经国家体育总局或者其授权部门批准的兴奋剂检查；禁止无检查权单位或者个人以兴奋剂检查的名义采集运动员样本的行为。

第二十一条 国家体育总局、地方各级人民政府体育主管部门、国家反兴奋剂机构、全国性体育社会团体、国家运动项目管理单位、运动员管理单位有权依据法律法规和本办法，对涉嫌兴奋剂违规的行为开展调查。

国家反兴奋剂机构应当收集、评估和利用信息与情报，对其中可能存在的兴奋剂违规开展调查。重大、复杂的兴奋剂事件，由国家体育总局组织国家反兴奋剂机构和相关单位开展调查。

第二十二条 兴奋剂检查、调查工作人员履行兴奋剂检查、调查职责时，有权依法进入体育训练场所、体育竞赛场所、运动员和辅助人员驻地等。有关单位和人员应当予以配合，不得拒绝、阻挠。

第二十三条 全国性体育社会团体、运动员管理单位应当及时向国家体育总局、国家反兴奋剂机构报送以下相关信息：

（一）国际体育组织对所属运动员实施的兴奋剂检查信息；

（二）国际体育组织查出的兴奋剂违规；

（三）所属国际体育组织反兴奋剂规则和要求；

（四）所属国际体育组织注册检查库名单；

（五）其他需要报送的相关信息。

第五章 兴奋剂检测

第二十四条 国家体育总局确定符合兴奋剂检测国际标准条件和资质的兴奋剂检测实验室，实施样本检测。所有受检样本应当送到国家体育总局确定的实验室。

不具有检测资质的单位和个人不得实施任何形式的兴奋剂检测。

第二十五条 国家反兴奋剂机构应当制定受检样本的保存标准，报国家体育总局批准后实施；国家反兴奋剂机构有权对受检样本进一步检测。

第六章 结果管理与处罚

第二十六条 结果管理是指具有结果管理权的主体对涉嫌兴奋剂违规者实施的审查、通知、临时停赛、听证等一系列管理行为。

第二十七条 国家反兴奋剂机构负责对本办法第十八条第一项、第二项兴奋剂检查（不含国际比赛）进行结果管理，第三项兴奋剂检查由国家体育总局决定结果管理的主体。

第二十八条 发生兴奋剂违规，由对运动员实施注册管理的全国性体育社会团体等有关单位依据《体育运动中兴奋剂管制通则》及其章程对运动员和辅助人员作出取消比赛成绩和参赛资格、停赛、禁赛等处罚，对相关运动员管理单位作出警告、停赛、取消参赛资格等处罚。

非注册运动员发生兴奋剂违规，依照有关规定作出处理，有关体育社会团体在应当给予的禁赛期内不予注册。

运动员发生兴奋剂违规，还应当处罚直接责任人和主管教练员。

第二十九条 国家年度兴奋剂检查中发生的兴奋剂违规，由对运动员实施注册管理的全国性体育社会团体作出处理决定。委托检查中发生的兴奋剂违规，由兴奋剂检查委托方和相关单位作出处理决定。

第三十条 全国性体育社会团体、兴奋剂检查委托方等有关单位应当在接到兴奋剂违规通知之日起三个月内作出处理决定。当事人申请召开听证会的，全国性体育社会团体、兴奋剂检查委托方等有关单位应当在接到听证会结论通知后的一个月内作出处理决定。

案情复杂的，经国家体育总局批准，可以适当延长，但延长期限最多不超过六个月。

有关单位逾期不作出处理的，国家体育总局可以授权国家反兴奋剂机构处理。

第三十一条 全国性体育社会团体、兴奋剂检查委托方等有关单位应当依照事实依据和充分证据，严格适用《体育运动中兴奋剂管制通则》及其他有关规定，作出兴奋剂违规处理决定，经国家反兴奋剂机构审查通过并报国家体育总局核准后执行。

兴奋剂违规处理决定由全国性体育社会团体、兴奋剂检查委托方等有关单位抄送有关地方人民政府体育主管部门。

第七章 处分与奖励

第三十二条 发生兴奋剂违规，由体育主管部门对相关运动员管理单位通报批评；情节严重的，还应当追究运动员管理单位行政负责人和负有责任的主管人员的责任。

相关人员属于国家工作人员的，应当依法给予警告、记过直至开除的处分。体育主管部门可以按照有关法律、法规和本办法，制定兴奋剂违规人员处分实施细则。

第三十三条 运动员管理单位为国家运动项目管理单位的，由国家体育总局给予相关单位和人员处分；其他按照干部人事隶属关系由相应体育主管部门给予相关人员和单位处分。

相关体育主管部门应当自收到兴奋剂违规处理决定之日起一个月内将相关人员和单位的处分决定报国家体育总局备案。

第三十四条 处于禁赛期的运动员和辅助人员，禁止从事运动员辅助工作和体育管理工作，禁止使用政府所属或者资助的体育场馆设施进行训练，取消与体育相关的政府津贴、补助或者其他经济资助，取消体育系统各类奖励、奖项、荣誉称号、职称、科研项目的申报和评比资格。情节严重的，在禁赛期满后四年内，取消参加体育系统各类奖励、奖项、荣誉称号、职称、科研项目的申报和评比资格。

故意使用兴奋剂，情节严重的运动员和辅助人员在禁赛期满后四年内，不得以任何身份入选国家队。

第三十五条 有以下情形之一的，可以酌情减轻处分：

（一）在无证据的情况下主动承认兴奋剂违规的；

（二）揭发、举报他人兴奋剂违规或者提供他人兴奋剂违规的重要线索，经查证属实的。

第三十六条 同一单位同一项目（不分男女，下同）的运动员在十二个月内发生第二例禁赛四年以上的兴奋剂违规的，给予该单位该项目不少于一年（从第二例兴奋剂违规开始）的停赛处罚。

同一单位同一项目的运动员在全国综合性运动会周期内（自上届闭幕式结束之日起至下届开幕式前）发生四例以上禁赛四年以上的兴奋剂违规的，取消该单位该项目下一届全国综合性运动会的参赛资格。

每两例禁赛四年以下的兴奋剂违规按照一例禁赛四年以上的兴奋剂违规累计。

地方委托检查中出现的兴奋剂违规不计入对单位的累计处罚。

第三十七条 同一单位同一项目的运动员在全国综合性运动会周期内发生四例以上禁赛四年以上的兴奋剂违规的，取消该单位下一届全国综合性运动会体育道德风尚奖等相关奖项评选资格。

全国综合性运动会举办期间发生兴奋剂违规的，取消该单位本届全国综合性运动会体育道德风尚奖等相关奖项评选资格。

第三十八条 运动员在国家队、国家集训队训练期间或者代表国家参赛期间发生的兴奋剂违规，主管教练员应认定为国家队主管教练员。有直接责任人的，按照调查情况认定运动员管理单位；无直接责任人的，运动员管理单位应认定为国家运动项目管理单位。

运动员在国家队、国家集训队训练期间或者代表国家参赛期间发生的兴奋剂违规，经调查与运动员所属单位无关的，不对运动员所属单位作出处罚。

第三十九条 双重注册等涉及运动员共同培养的两个单位应在其双重注册或者联合培养协议中明确各自的反兴奋剂职责，协议报国家体育总局备案。发生兴奋剂违规的，根据备案的协议追究相应单位的责任。协议未备案的，追究双方的责任。

两次计分的运动员管理单位是解放军体育主管部门所属单位。

第四十条 各级各类体育运动学校运动员发生兴奋剂违规的，给予该校警告处分并通报批评，建议和督促有关部门给予该学校和相关人员其他处分；属于国家高水平体育后备人才基地的，取消该学校下周期国家高水平体育后备人才基地命名资格。

各级各类体育运动学校十二个月内累计发生两例以上兴奋剂违规的，除按照上款规定给予处分外，对已命名为国家高水平体育后备人才基地的，取消命名。

第四十一条 运动员禁赛期间违规参赛的，或者退役运动员违规参赛的，由体育主管部门给予运动员管理单位、负有责任的国家或者地方运动项目管理单位以下处分：

（一）责令停止违规参赛；

（二）通报批评；

（三）依法给予负有责任的主管人员和相关人员警告、记过的处分。

第四十二条 违反本办法第三十四条规定的，由体育主管部门给予相关单位和人员 以下处分：

（一）责令停止违法行为；

（二）责令返还已获得的经济资助；

（三）通报批评；

（四）依法给予负有责任的主管人员和相关人员警告、记过直至开除的处分。

第四十三条 违法实施兴奋剂检查、检测的，由体育主管部门给予相关单位

和人员 以下处分：

（一）责令停止违法兴奋剂检查或者检测；

（二）通报批评；

（三）取消该单位体育系统重点实验室资质和体育系统科研项目承担资质；

（四）依法给予负有责任的主管人员和相关人员警告、记过直至开除的处分。

第四十四条 有关部门和有关单位违反本办法第二十二条的规定，不予配合，或者拒绝、阻挠兴奋剂检查、调查的，建议和督促有关部门按照国家有关规定对其行政负责人和负有责任的主管人员给予警告、记过直至开除的处分。

第四十五条 违反本办法第三十条的规定，相关单位未在法定期限内完成兴奋剂违规处理的，由国家体育总局对其通报批评，依法给予负有责任的主管人员和相关人员警告、记过的处分。

第四十六条 反兴奋剂工作人员在反兴奋剂工作中违反法定权限或者程序，不履行法定职责，或者包庇、纵容非法使用、提供兴奋剂的，由国家体育总局依法给予负有责任的主管人员和相关人员警告、记过直至开除的处分。

第四十七条 国家体育总局应当将在反兴奋剂工作中做出重大贡献、有突出成绩的单位和个人纳入体育系统相应奖励范围。

地方各级人民政府体育主管部门、全国性体育社会团体等单位应当按照国家有关规定奖励反兴奋剂工作突出和优秀的单位和个人。

第四十八条 举报兴奋剂违规的线索或者证据经查实的，根据线索或者证据的重要性，按照国家有关规定酌情给予举报人奖励。

第八章　药品、营养品、食品管理

第四十九条 运动员管理单位应当加强对运动员治疗用药的管理，指定专门机构或者人员负责管理药品和医疗器械。 运动员因医疗目的确需使用含有《兴奋剂目录》所列禁用物质的药物或者禁用方法时，应按照运动员治疗用药豁免的有关规定使用 。

第五十条 运动员管理单位应当加强对运动员营养品的管理，确保运动员所使用的营养品不包含任何禁用物质，避免运动员误服误用营养品发生兴奋剂违规。

第五十一条　运动员管理单位应当加强对运动员食品的管理，防止发生食源性兴奋剂事件。

第九章　附则

第五十二条　本办法所称的情节严重包括以下情形：

（一）因兴奋剂违规被禁赛四年以上的；

（二）代表国家队参加奥运会、亚运会等重大国际赛事期间发生兴奋剂违规的；

（三）全国综合性运动会预赛和决赛期间发生兴奋剂违规的；

（四）组织、强迫、欺骗、教唆运动员使用兴奋剂的；

（五）对未成年运动员施用兴奋剂的；

（六）抗拒、阻挠兴奋剂检查、调查的；

（七）造成其他严重后果的。

第五十三条　残疾人体育、职业体育、学校体育等其他领域的反兴奋剂管理参照本办法执行。

第五十四条　本办法自2015年1月1日起施行，1998年12月31日颁布的国家体育总局1号令《关于严格禁止在体育运动中使用兴奋剂行为的规定（暂行）》同时废止。

附录3

《体育运动中兴奋剂管制通则》（2015年）

第一章　总则

第一条　制定目的

为了规范体育运动中的兴奋剂管制活动，根据国务院《反兴奋剂条例》和国务院体育主管部门《反兴奋剂管理办法》（以下简称《办法》），参照《世界反兴奋剂条例》及有关国际标准，制定本通则。

第二条　兴奋剂及其分类

本通则所称的兴奋剂是指年度《兴奋剂目录》所列的禁用物质和禁用方法，禁用物质和禁用方法根据世界反兴奋剂机构年度《禁用清单》（以下简称禁用清单）确定。

禁用清单列出的所有蛋白同化制剂、激素、非特定刺激剂、激素拮抗剂与调节剂是“非特定物质”，其他所有禁用物质都是“特定物质”，禁用方法视为“非特定物质”。

第三条　兴奋剂管制及其主体

本通则所称的兴奋剂管制是指从制订检查计划到兴奋剂违规争议解决的全部步骤和过程，包括检查、检测、调查、治疗用药豁免、结果管理、听证、处罚和争议解决等环节。

本通则所称的反兴奋剂组织是指启动或实施兴奋剂管制有关活动的组织，包括中国奥委会、中国残奥委会、国家和省、自治区、直辖市，（以下简称省级）反兴奋剂机构、全国性和省级体育社会团体、赛事组织机构、其他体育社会团体和组织等。

第四条　适用范围

在体育运动中从事与兴奋剂管制有关的活动的，适用本通则。

第五条　了解和遵守义务

运动员及其他当事人（以下简称当事人）、其他有关人员和单位应当了解并遵守本通则的规定；运动员应当确保没有禁用物质进入自己体内；当事人应当了解会构成违反反兴奋剂规则的行为（以下简称兴奋剂违规），以及禁用清单包括的物质和方法。

第二章　兴奋剂违规

第六条　检测结果阳性

在运动员的样本中，发现禁用物质或其代谢物或标记物的，为检测结果阳性，构成兴奋剂违规。

第七条　使用或企图使用兴奋剂

运动员使用或企图使用某种禁用物质或禁用方法的，构成兴奋剂违规。

第八条　拒绝、逃避或未能完成样本采集

运动员拒绝、逃避样本采集或无正当理由未能完成样本采集的，构成兴奋剂违规。

第九条　违反行踪信息管理规定

国内或国际注册检查库中的运动员错过检查或未按规定申报行踪信息，在12个月内累计出现3次的，构成兴奋剂违规。

第十条　篡改或企图篡改兴奋剂管制环节

篡改或企图篡改兴奋剂管制过程中任何环节的，包括向反兴奋剂组织提供虚假信息、故意干扰兴奋剂检查、破坏样本完整性、妨害证人作证等，构成兴奋剂违规。

第十一条　持有禁用物质或禁用方法

未获得有效的治疗用药豁免或无其他正当理由，运动员及其辅助人员赛内持有任何禁用物质或禁用方法，或者赛外持有任何赛外禁用的禁用物质或禁用方法的，构成兴奋剂违规。

第十二条　从事或企图从事兴奋剂交易

从事或企图从事任何禁用物质或禁用方法交易的，构成兴奋剂违规。

第十三条　对运动员施用或企图施用兴奋剂

赛内对运动员施用或企图施用任何禁用物质或禁用方法，或者赛外对运动员施用或企图施用任何赛外禁用物质或禁用方法的，构成兴奋剂违规。

第十四条　组织使用兴奋剂

协助、鼓励、资助、教唆、策划、包庇兴奋剂违规，或者以其他形式故意实施上述行为的，为组织使用兴奋剂；组织使用兴奋剂，或者以上述方式帮助处于禁赛期的当事人违规参加比赛或其他体育活动的，构成兴奋剂违规。

第十五条　使用兴奋剂违规人员从事运动员辅助工作

当事人使用有下列情形的人员从事运动员辅助工作的，包括为运动员参加训练、比赛等提供帮助和指导，或者提供与训练、比赛有关的营养、医疗、科研等支持的，构成兴奋剂违规：

（一）因兴奋剂违规而处于禁赛期的；

（二）虽未处于禁赛期，但在刑事诉讼、职业或纪律处罚过程中被证实构成兴奋剂违规的；

（三）作为上述两项涉案人员的联系人或中间人的。

禁止使用有第二项情形的人员从事运动员辅助工作的期限以刑事、职业或纪律处罚决定作出之日起6年，或者刑事、职业或纪律处罚决定存续期较长的一个为准。

第十六条　不按兴奋剂违规处理的情形

运动员因治疗目的确需使用禁用清单上列出的禁用物质或方法，依照治疗用药豁免的有关规定提出申请并获得批准的，出现本通则第六条、第七条、第十一条、第十二条规定的情形不按兴奋剂违规处理。

第三章　证据

第十七条　举证责任与证明标准

反兴奋剂组织对其发现的所有兴奋剂违规承担举证责任，应当举出清晰而有说服力的证据；其证明标准应当高于优势证据的标准，但低于排除合理怀疑的标准。

当事人就其涉嫌的兴奋剂违规进行辩护或提供的具体事实进行举证时，其证明标准为优势证据的标准。

第十八条 证明方法

任何可靠的证据，包括运动员的自认、可靠的证人证言和书面证据、从A样本或B样本中得到的可靠检测数据，或者从运动员一系列的血样或尿样检测数据综合分析出的意见等，都可以证明与兴奋剂违规有关的事实。

第十九条 免证事项

与兴奋剂违规有关的下列事实，不必提出证据进行证明：

（一）符合国际标准的现行有效的检测方法或判定标准；

（二）列入禁用清单的禁用物质和禁用方法，以及对禁用物质的分类；

（三）人民法院的生效判决、仲裁机构或专业体育争议解决机构生效裁决认定的事实，但有相反证据足以推翻的除外。

第二十条 不利推论

当事人无正当理由拒绝出席听证会，或者在听证会上拒绝回答与其涉嫌兴奋剂违规有关的问题的，听证会可以作出对其不利的结论。

第二十一条 当事人举证

当事人可以举证，实验室在样本检测或监管程序中出现过偏离实验室国际标准的行为，从而可能导致出现阳性检测结果；反兴奋剂组织应当证明该偏离标准的行为并不是产生阳性检测结果的原因。

当事人可以举证，反兴奋剂组织出现过偏离其他国际标准或反兴奋剂规则的行为，从而可能导致阳性检测结果或其他兴奋剂违规；反兴奋剂组织应当证明该行为没有导致阳性检测结果，或者不是导致兴奋剂违规的实际原因。

第四章 检查和调查

第二十二条 检查的范围

国家反兴奋剂机构有权对所有下列运动员实施赛内和赛外兴奋剂检查：

（一）具有中国国籍的；

（二）居住在中国的；

（三）持有中国证件的；

（四）属于中国各级各类体育组织成员的；

（五）在中国境内的。

第二十三条　检查的主体

列入国务院体育主管部门年度兴奋剂检查计划的检查由国家反兴奋剂机构组织实施；经国家反兴奋剂机构同意，其他反兴奋剂组织可以委托国家反兴奋剂机构实施检查；国家反兴奋剂机构可以授权其他反兴奋剂组织实施检查。

有检查权的反兴奋剂组织可以随时随地对未退役运动员，包括处于禁赛期的运动员实施兴奋剂检查。

第二十四条　检查的实施

兴奋剂检查依照检查的程序和标准及其他有关规定组织实施，委托和授权实施的检查还应当依照委托兴奋剂检查的有关规定执行。

国家反兴奋剂机构依照有关规定对检查工作人员实施招募、培训、资质认证、派遣、监督、考核、奖惩等方面的管理。

第二十五条　检查计划的制订

反兴奋剂组织应当基于对运动项目的风险评估，合理考虑运动项目、运动员类别、检查类别、样本采集类型、检测类型之间的优先关系，制订和实施合理、有效、灵活、有针对性的检查计划。

第二十六条　运动员行踪信息

国家反兴奋剂机构建立和调整注册检查库，公布列入注册检查库的运动员名单，并通知运动员或其管理单位。

列入国家反兴奋剂机构注册检查库的运动员应当依照运动员行踪信息管理有关规定准确、及时提供行踪信息。

行踪信息应当严格保密，且只能用于以下目的：制订兴奋剂检查计划、组织实施检查、提供运动员生物护照或其他检测结果的有关信息、协助调查潜在的兴奋剂违规或帮助证实兴奋剂违规的存在。行踪信息不再用于上述目的时，应当予以销毁。

第二十七条　退役运动员复出参赛

注册检查库中的运动员退役后希望复出参赛，或者运动员在禁赛期间退役后希望复出参赛的，应当提前6个月向国家反兴奋剂机构提交书面申请，并按规定申报行踪信息，否则不能参加国际赛事或国家级赛事。禁赛期间退役后申请复出时剩余的禁赛期长于6个月的，提前申请的时间应当等于所剩的禁赛期。

退役运动员违规参赛的，应当取消其比赛成绩及其他收益。

第二十八条 情报的收集和处理

国家反兴奋剂机构应当建立情报数据库，及时对情报进行分析和评估，为制订和实施检查计划提供帮助，为调查可能存在的兴奋剂违规提供证据和线索。

第二十九条 调查的内容

反兴奋剂组织应当对阳性检测结果、非典型性检测结果、生物护照阳性结果和其他可能存在的兴奋剂违规开展调查。

第三十条 调查的实施

运动员样本检测结果阳性的，运动员管理单位应当首先开展调查，提供有关证据；涉及省级或省级以下运动队的，有关省级反兴奋剂机构应当参与、指导和监督调查；运动员本人及有关人员应当配合调查，解释说明阳性的原因。国家反兴奋剂机构审核证据，给予必要的指导和帮助；国家反兴奋剂机构认为有必要的，可以直接开展调查。

兴奋剂检查过程中发现当事人涉嫌兴奋剂违规的，国家反兴奋剂机构及其他实施检查的反兴奋剂组织应当开展调查，收集证据，确认兴奋剂违规是否成立；运动员及其管理单位应当配合调查。

国家反兴奋剂机构可以授权省级反兴奋剂机构开展调查。

第三十一条 举报信息的核查

反兴奋剂组织接到举报信息后，经初步核实，认为可能存在兴奋剂违规的，应当进一步开展调查。其他反兴奋剂组织应当及时将举报信息和调查情况通报国家反兴奋剂机构。

第三十二条 与有关单位的合作

反兴奋剂组织在开展调查时，可以寻求检测实验室或其他有关单位的技术支持。

第五章 样本检测

第三十三条 样本检测标准和项目

国务院体育主管部门确定的具有兴奋剂检测资质的实验室，依照实验室国际标准检测样本，并报告检测结果。

反兴奋剂组织可以根据运动项目风险评估，要求实验室适当增加或减少检测项目。

第三十四条 样本的使用

检测实验室可以向反兴奋剂组织提供运动员尿液、血液或其他样本的有关参数。

检测实验室经运动员书面同意，可以将受检样本匿名用于科学研究。

第三十五条 阳性检测结果的确认

运动员的A样本中检测到禁用物质或其代谢物或标记物，而运动员放弃检测B样本，且B样本未检测的；或者B样本被检测，检测结果证实了A样本中发现的禁用物质或其代谢物或标记物的；或者B样本被分装到两个瓶中，第二瓶的检测结果证实了第一瓶中发现的禁用物质或其代谢物或标记物的，都将确认阳性检测结果。

第三十六条 进一步检测

在将A样本或B样本的阳性检测结果通知运动员之前，国家反兴奋剂机构可以随时要求实验室对样本进一步检测。

第六章 结果管理和听证

第三十七条 结果管理权限

国家反兴奋剂机构依照结果管理的程序和标准及其他有关规定，对《办法》规定的相应检查类型实施结果管理。

第三十八条 阳性检测结果的审查和通知

国家反兴奋剂机构收到阳性检测结果后，应当进行审查，确认运动员信息，以及是否存在有效治疗用药豁免，或者明显偏离国际标准从而导致阳性检测结果的情形。

确认不存在上述情形的，应当尽快将阳性检测结果及有关事宜通知运动员及相关方。

第三十九条 B样本检测和获得实验室文件复制件

A样本检测结果阳性的运动员，有权要求检测B样本，并获得其A样本或B样本的实验室文件复制件。

运动员应当在收到A样本阳性通知之日起5日（指工作日，下同）内，以书面形式向国家反兴奋剂机构提出是否检测B样本。逾期未提出，视为放弃检测样本的权利。运动员放弃检测B样本权利的，国家反兴奋剂机构可以自行决定是否检测B样本。

申请检测B样本的，运动员应当在收到B样本检测结果的5日内，以书面形式向国家反兴奋剂机构提出是否要求获得实验室文件复制件；未检测B样本的，应当在收到A样本阳性通知的10日内提出。逾期未提出的，视为放弃获得实验室文件复制件的权利。

检测B样本和提供实验室文件复制件依照结果管理程序和实验室国际标准的要求进行，费用由运动员承担。

第四十条 非典型性结果的审查和通知

国家反兴奋剂机构收到非典型性结果后，应当进行审查，确认运动员信息，以及是否存在有效治疗用药豁免，或者明显偏离国际标准从而导致非典型性检测结果的情形。

确认不存在上述情形的，应当开展必要的调查，确认是否将该非典型性结果作为阳性检测结果处理，并通知运动员及相关方。

第四十一条 生物护照结果的审查和通知

非典型性生物护照结果和生物护照阳性结果的审查由国家反兴奋剂机构生物护照评估委员会依照有关规定进行；确认生物护照阳性结果的，国家反兴奋剂机构应当尽快将阳性结果、判定依据及有关事宜通知运动员及相关方。

第四十二条 违反行踪信息管理规定的审查和通知

未按规定申报行踪信息和错过检查的审查依照运动员行踪信息管理有关规定进行。国际和其他国家或地区的反兴奋剂组织确认运动员未按规定申报行踪信息或错过检查的，予以累计。

国家反兴奋剂机构确认运动员在12个月内第一次或第二次违反行踪信息管理规定的，应当依照有关规定向运动员发出书面警告，并通知相关方。

国家反兴奋剂机构确认运动员因违反行踪信息管理规定构成兴奋剂违规的，应当尽快将违规事实、判定依据及有关事宜通知运动员及相关方。

第四十三条 其他违规的审查和通知

国家反兴奋剂机构确认当事人涉嫌其他兴奋剂违规的，应当尽快将违规事实和理由、判定依据及有关事宜通知当事人及相关方。

第四十四条 兴奋剂违规前科的确认

在通知当事人涉嫌兴奋剂违规之前，国家反兴奋剂机构应当以适当的方式确认其是否有违规前科。

第四十五条 强制性和选择性临时停赛

阳性检测结果涉及非特定物质的，国家反兴奋剂机构应当立即对当事人实施临时停赛。

阳性检测结果为特定物质，或者可能由受污染的产品导致，或者当事人涉嫌其他兴奋剂违规的，国家反兴奋剂机构可以对当事人实施临时停赛。

未被临时停赛的当事人，在最终的处理决定作出之前，可以以书面形式向国家反兴奋剂机构提出自愿接受临时停赛。该书面意见应当及时抄送相关方。

第四十六条 临时停赛的取消

当事人在听证会上证实阳性很可能是某种受污染的产品导致的，国家反兴奋剂机构可以取消临时停赛的决定。

B样本检测结果不能证实A样本阳性检测结果的，国家反兴奋剂机构应当立即取消临时停赛决定，恢复运动员的参赛资格。

第四十七条 当事人退役的结果管理

涉嫌兴奋剂违规的当事人，在结果管理程序开始前或进行中退役的，国家反兴奋剂机构有权继续实施结果管理。

第四十八条 听证

当事人涉嫌兴奋剂违规需要召开听证会的，依照兴奋剂违规听证的有关规定执行。

听证应当遵循公平、公正和效率原则，维护当事人的合法权益。听证会结论应当说明理由，并通知当事人及相关方。

第七章 处罚

第四十九条 个人项目取消比赛成绩及其他收益

个人项目赛内检查发生兴奋剂违规的，应当取消运动员在该项比赛中所取得的成绩，并收回奖牌、积分和奖金等。赛内或赛外检查发生兴奋剂违规的，还应当取消自样本采集之日或其他兴奋剂违规发生之日起，至临时停赛或禁赛期开始前运动员所取得的所有其他比赛成绩，并收回奖牌、积分和奖金等。

在赛事期间发生的或与赛事有关的兴奋剂违规，赛事组织机构应当取消运动员在该赛事中取得的所有个人成绩，并收回奖牌、积分和奖金等。运动员样本采集之前的其他比赛检测结果为阴性，或者能证明自己对违规无过错或无疏忽的，或者有其他特殊情形的，不取消该赛事其他比赛的个人成绩。

第五十条　检测结果阳性、使用或企图使用、持有兴奋剂的禁赛期

当事人第一次构成本通则第六条、第七条、第十一条规定的兴奋剂违规的，基准禁赛期为：

（一）涉及非特定物质的，禁赛4年；当事人能证明不是故意违规的，禁赛2年。

（二）涉及特定物质，反兴奋剂组织能证明当事人是故意违规的，禁赛4年；不能证明当事人是故意违规的，禁赛2年。

第五十一条　其他违规的禁赛期

当事人第一次构成本通则第二章规定的其他兴奋剂违规的，基准禁赛期为：

（一）第八条、第十条规定的违规，禁赛4年；未完成样本采集导致的违规，当事人能证明不是故意的，禁赛2年。

（二）第九条规定的违规，禁赛2年；运动员过错程度较轻或有其他特殊情形的，最少禁赛1年；运动员总在即将检查之前变动行踪信息，或者有其他试图逃避兴奋剂检查严重嫌疑的，禁赛2年。

（三）第十二条、第十三条规定的违规，根据情节严重程度，禁赛4年以上，直至终身禁赛；运动员辅助人员构成第十二条、第十三条规定的违规，涉及未成年人，且属于非特定物质的，终身禁赛。

（四）第十四条规定的违规，根据情节严重程度，禁赛2至4年。

（五）第十五条规定的违规，禁赛2年；运动员过错程度较轻或有其他特殊情形的，最少禁赛1年。

第五十二条　故意的认定

第五十条、第五十一条所称的故意是指当事人在实施某种行为时，明知该行为已经构成兴奋剂违规，但仍实施该行为；或者有很高风险可能构成兴奋剂违规，但仍无视该风险实施该行为。

赛内禁用的特定物质阳性，运动员能证明是在赛外使用的；或者赛内禁用的非特定物质阳性，运动员能证明是在赛外使用且与提高比赛成绩无关的，不认定

为故意违规。

第五十三条 直接责任人和主管教练员的禁赛期

运动员构成兴奋剂违规，有直接责任人的，对直接责任人依照第五十条、第五十一条的规定给予处罚。

如直接责任人不是主管教练员，运动员被禁赛4年以上的，给予主管教练员禁赛1至2年的处罚；运动员被禁赛4年以下或免予禁赛的，给予主管教练员警告或不超过1年的禁赛处罚。主管教练员证明自己尽到了应尽的管理责任，对兴奋剂违规无过错或无疏忽的，免予禁赛。

如未发现直接责任人，运动员被禁赛4年以上的，给予主管教练员禁赛2年以上的处罚；运动员被禁赛2至4年的，给予主管教练员禁赛1至2年的处罚；运动员被禁赛2年以下或免予禁赛的，给予主管教练员警告或不超过1年的禁赛处罚。

该主管教练员负责训练的运动员第二次发生禁赛4年以上的兴奋剂违规，终身禁赛。

未成年人构成兴奋剂违规的，对直接责任人或主管教练员加重处罚。

第五十四条 对违规当事人和有关人员的经济处罚

当事人被禁赛4年以上的，并处负担20至40例兴奋剂检测费用的处罚；被禁赛2至4年的，并处负担10至20例兴奋剂检测费用的处罚；被禁赛2年以下或免予禁赛的，可以并处负担不超过10例兴奋剂检测费用的处罚。

直接责任人或主管教练员被禁赛4年以上的，并处负担40至80例兴奋剂检测费用的处罚；被禁赛2至4年的，并处负担20至40例兴奋剂检测费用的处罚；被禁赛2年以下或免予禁赛的，可以并处负担不超过20例兴奋剂检测费用的处罚。

第五十五条 对当事人管理单位的经济处罚

当事人因兴奋剂违规被禁赛4年以上的，对其管理单位给予警告和负担40至80例兴奋剂检测费用的处罚；被禁赛2至4年的，对其管理单位给予警告和负担20至40例兴奋剂检测费用的处罚；被禁赛2年以下或免予禁赛的，对其管理单位给予警告和负担不超过20例兴奋剂检测费用的处罚。

运动员赛外检查发生兴奋剂违规的，管理单位是指该运动员的注册单位；赛内检查发生违规的，管理单位是指该运动员的代表单位；运动员在国家队、国家集训队训练期间或代表国家参赛期间发生违规，或者涉及运动员共同培养的，依照《办法》规定执行。

运动员辅助人员的管理单位是指其人事劳资关系所在的单位，或者与其签订了劳动合同或工作协议的单位。

第五十六条 无过错或无疏忽

当事人证明自己尽到了应尽的注意义务，对兴奋剂违规无过错或无疏忽的，免予禁赛。

药品或营养补剂标签错误或受污染导致的阳性检测结果，运动员辅助人员在运动员不知情的情况下对其施用禁用物质，或者运动员亲友、辅助人员在运动员的饮料或食物中投放禁用物质等情形，不适用上款规定，但可以适用第五十七条的规定。

第五十七条 无重大过错或无重大疏忽

本通则第六条、第七条、第十一条规定的违规，涉及特定物质且当事人能证明自己无重大过错或无重大疏忽的；或者当事人能证明禁用物质来自受污染的产品，且自己无重大过错或无重大疏忽的，根据其过错程度，给予警告或不超过2年的禁赛处罚。

上款规定之外的兴奋剂违规，当事人能证明自己无重大过错或无重大疏忽的，比照第五十八条、第五十九条的规定减免处罚。

当事人不能证明自己无重大过错或无重大疏忽，但非故意违规的，根据其过错程度减少禁赛期，但减少后的禁赛期不得少于基准禁赛期的一半；终身禁赛减少后的禁赛期不得少于8年；本通则有其他规定的除外。

第五十八条 有立功表现而减免处罚

当事人有向反兴奋剂组织或有关部门提供切实协助，揭发他人、有关单位的兴奋剂违规或犯罪行为，或者提供重要线索，查证属实等立功表现的，反兴奋剂组织可以酌情减少禁赛期。减少的禁赛期不得超过基准禁赛期的四分之三，终身禁赛减少后的禁赛期不得少于8年。当事人有重大立功表现的，可以免予处罚。

管理单位有主动开展或积极配合调查，帮助反兴奋剂组织发现兴奋剂违规，或者揭发他人、有关单位的兴奋剂违规或犯罪行为，或者提供重要线索，查证属实等立功表现的，反兴奋剂组织可以酌情减免对其的经济处罚，并提请有关体育主管部门依照《办法》规定减免对其的处分。

减少禁赛期的决定应当通知世界反兴奋剂机构、相应的国际单项体育联合会和其他有关反兴奋剂组织。

第五十九条 主动承认而减轻处罚

当事人在接到兴奋剂检查通知或涉嫌其他兴奋剂违规的通知前，主动承认兴奋剂违规，且该承认在当时是证实违规唯一可靠证据的，可以酌情减少禁赛期，但不得少于基准禁赛期的一半。

依照第五十条、第五十一条第一项的规定可能被禁赛4年的当事人，向反兴奋剂组织如实承认兴奋剂违规的，经国家反兴奋剂机构提请世界反兴奋剂机构同意，可以酌情减少禁赛期，但不得少于2年。

第六十条　综合减免

当事人同时符合第五十六条至第五十九条多项规定的，应当先依照第五十条至第五十七条的规定确定基准禁赛期，再依照第五十八条、第五十九条的规定减少禁赛期。减少后实际执行的禁赛期不得少于基准禁赛期的四分之一。

第六十一条　第二次违规

当事人第二次构成兴奋剂违规的，禁赛6个月以上直至终身禁赛；具体适用以下三者中最长的禁赛期，计算方法如下：

（一）6个月；

（二）第一次违规实施的禁赛期的一半；

（三）　先将第二次违规视为第一次发生确定禁赛期，再给予该禁赛期两倍的禁赛期。

计算第二项或第三项禁赛期时不适用第五十八条、第五十九条的规定，在最终确定禁赛期时可以适用第五十八条、第五十九条的规定。

第六十二条　第三次违规

当事人第三次构成兴奋剂违规的，终身禁赛；但是第三次违规符合第五十六条、第五十七条规定，或者是第九条规定的违规的，禁赛8年以上。

第六十三条　多次违规的其他规定

运动员第二次或第三次构成兴奋剂违规的，对直接责任人、主管教练员和管理单位的处罚依照第五十三条至第五十五条的规定执行。

当事人证明自己对违规无过错或无疏忽，或者两次违规间隔时间超过10年的，不予累计。

第六十四条　数次违规并罚

只有在当事人收到其涉嫌第一次违规的通知后，或者反兴奋剂组织采取合理方式发出该通知后发生的违规，才能认定为第二次兴奋剂违规；否则，应当将其视为第一次违规，并按照其中较重的一次给予处罚。

对第一次违规实施处罚后，发现当事人在第一次违规通知之前还有违规没有处理的，不视为多次违规；反兴奋剂组织应当依照累加处罚的标准，追加额外的处罚。

第六十五条 禁赛期的起算

禁赛期自听证会之日起算；未召开听证会的，自实施禁赛处罚之日起算。

当事人接到其涉嫌兴奋剂违规的通知后，立即承认兴奋剂违规的，禁赛期可以提前至样本采集之日或其他违规发生之日起算。

自听证会之日或禁赛处罚实施之日起实际执行的禁赛期，不得少于原禁赛期的一半，禁赛期已按第五十九条第二款予以减少的除外。

听证或兴奋剂管制过程中出现不应归责于当事人的延误的，禁赛期可以提前至样本采集之日或其他违规发生之日起算。

第六十六条 禁赛期的折抵

当事人被临时停赛或自愿接受临时停赛，并遵守临时停赛规定的，临时停赛期应当折抵禁赛期。临时停赛生效之前的任何时期不得折抵禁赛期。

集体项目中，运动队的禁赛期自听证会之日或实施禁赛处罚之日起算。运动队的临时临赛期应当折抵禁赛期。

第六十七条 禁赛期禁止参加有关比赛和体育活动

处于禁赛期的当事人不得以任何身份参加任何国际单项体育联合会、全国性体育社会团体及其会员单位举办或授权举办的比赛或其他体育活动，以及其他政府资助的比赛或其他体育活动。

反兴奋剂组织开展或授权开展的反兴奋剂教育项目除外。但是，禁赛期超过4年的当事人，在执行4年禁赛期后，可以作为运动员参加违规项目以外其他项目的省级以下赛事。

处于禁赛期的运动员应当继续接受兴奋剂检查。

第六十八条 恢复训练

处于禁赛期的运动员在禁赛期满前可以归队训练，或者使用政府所属或资助的体育场馆设施进行训练；恢复训练的时间按四分之一的禁赛期计算，最长不超过2个月。

第六十九条 禁赛期间违规参赛的后果

处于禁赛期的当事人违反第六十七条第一款规定的，应当取消其比赛成绩及其他收益，继续执行剩余的禁赛期，并追加与原禁赛期相同的新禁赛期。新禁赛期可以由反兴奋剂组织酌情调整。

第七十条　集体项目违规的处理

集体项目中，运动队一名运动员涉嫌兴奋剂违规的，除对该运动员作出处理外，还应当对该队进行目标检查。

运动队有两名以上运动员在赛事期间构成兴奋剂违规的，除对违规运动员等实施处罚外，还应当给予该队扣除积分，取消某场比赛或该赛事的资格，或者其他适当的处罚。

赛事组织机构可以在赛事规则中规定比上款更为严厉的处罚。

第八章　争议解决

第七十一条　争议解决事项

依照本通则作出的以下决定，可以申请裁决：

（一）是否构成兴奋剂违规的决定；

（二）对兴奋剂违规的处理决定；

（三）导致结果管理或处罚程序无法进行，或者超过法定期限未对兴奋剂违规作出处理的决定；

（四）反兴奋剂组织作出的不将阳性检测结果或非典型性结果按照违规处理的决定，或者进行调查后不予追究违规的决定；

（五）临时停赛的有关决定；

（六）治疗用药豁免的有关决定；

（七）是否减少禁赛期的决定；

（八）其他依照有关规定可以申请裁决的决定。

第七十二条　申请争议解决

涉及国际赛事或国际级运动员的决定，当事人及相关方不服的，可以向国际体育仲裁院申请裁决。

涉及其他赛事或其他当事人的决定，当事人及相关方不服的，可以向国家兴奋剂争议解决机构申请裁决。

国家兴奋剂争议解决机构的设立办法和裁决规则另行规定。

第七十三条　审查范围

国家兴奋剂争议解决机构应当就原决定认定的事实和适用的规则等有关问题

进行全面审查，不受原决定审查范围的限制。

第七十四条 不停止执行

国家兴奋剂争议解决机构裁决期间，不停止原决定的执行，国家兴奋剂争议解决机构另有决定的除外。

第九章 通知、保密和公开

第七十五条 通知

国家反兴奋剂机构依照第十五条规定禁止兴奋剂违规人员从事运动员辅助工作的，应当事先公布被禁止从事运动员辅助工作的人员名单，并通知上述人员。上述人员对该决定不服的，可以在得到通知之日起15日内向国家反兴奋剂机构作出书面解释说明。

国家反兴奋剂机构依照第三十八条至第四十三条的规定通知当事人及相关方的，通知内容应当包括运动员的姓名、管理单位、运动项目、赛内检查或赛外检查、样本采集日期等信息，以及实验室检测结果、涉嫌兴奋剂违规的事实、理由和判定依据。

相关方包括国务院体育主管部门、有关地方体育主管部门、运动员所属的全国性体育社会团体、运动员管理单位等。

第七十六条 公布当事人身份信息

国家反兴奋剂机构在通知涉嫌兴奋剂违规的当事人及相关方之后，可以公布当事人的身份信息。

在国家反兴奋剂机构公布之前，其他单位和个人不得以任何形式泄露涉嫌兴奋剂违规的有关信息。

第七十七条 公布处理决定

国家反兴奋剂机构应当在兴奋剂违规处理决定备案之日起20日内公布该处理决定，包括运动员的姓名、管理单位、运动项目、构成的兴奋剂违规及判定依据、最终的处理结果等信息。

处理决定提交国家兴奋剂争议解决机构裁决的，应当在作出裁决之日起20日内公布。

处理决定公布在国家反兴奋剂机构网站上的期限不少于当事人的整个禁赛

期；无禁赛期或禁赛期少于1个月的，期限不少于1个月。

听证会结论或国家兴奋剂争议解决机构裁决认定当事人不构成兴奋剂违规的，国家反兴奋剂机构公布处理决定应当取得当事人的认可。

第七十八条 保护未成年人

当事人为未成年人的，一般不公布其身份信息和处理决定，或者酌情公布部分信息。

第七十九条 保密和公开评论

反兴奋剂组织基于反兴奋剂目的，收集、使用或公布当事人的隐私，应当符合法律、法规和本通则的规定。

反兴奋剂组织及其工作人员不得公开评论未决兴奋剂违规的具体事实，但是可以在合理、必需的范围内对当事人及其代理人的公开评论作出回应，或者对程序和专业知识进行一般性描述。

第八十条 信息统计和交流

国家反兴奋剂机构应当每年公布反映其兴奋剂管制活动的统计数据报告，可以适时发布反兴奋剂工作的有关数据。

国家反兴奋剂机构实施的兴奋剂检查和结果管理的信息，应当提交世界反兴奋剂机构。

第十章 附则

第八十一条 承认

国际和其他国家或地区的反兴奋剂组织开展的检查、检测、结果管理、听证、处罚等反兴奋剂工作，不违反我国法律、法规的基本原则和本通则，并符合《世界反兴奋剂条例》的，予以承认，并依照有关规定执行。

第八十二条 参加比赛的动物

有动物参加的运动项目的反兴奋剂规则，由有关赛事组织机构或体育社会团体参照本通则制定。

第八十三条 时效

兴奋剂违规的追诉时效自违规实际发生之日起为期10年，逾期不予追究。反兴奋剂组织已经通知当事人或以合理方式发出通知的，不受追诉时效的限制。

第八十四条 规则的协调统一

本通则未尽事宜，有我国法律、法规、规章或其他专门规定的，依照有关规定执行；无规定的，参照《世界反兴奋剂条例》及有关国际标准执行。

全国性体育社会团体、全国性赛事组织机构等反兴奋剂组织应当废止或修改与本通则不一致的章程、规定，并依照本通则制定自己的反兴奋剂规则。

第八十五条 以上、以下的界定

本通则所称的以上包括本数，以下不包括本数。

第八十六条 生效时间

本通则自2015年1月1日起施行。

附录4

世界反兴奋剂相关文件

1. 世界反兴奋剂条例（2021）

2. 世界反兴奋剂条例2022年禁用清单国际标准

3. 世界反兴奋剂条例检查和调查国际标准（2021）

4. 世界反兴奋剂条例治疗用药豁免国际标准（2021）

参考文献

［1］李艳翎. 奥林匹克运动全书［M］. 北京：国际文化出版公司，2001.

［2］国际奥林匹克委员会. 奥林匹克宪章［M］. 北京：北京奥林匹克出版社, 1991.

［3］国家体育总局科教司. 体育运动学校学生反兴奋剂读本［M］. 北京：人民体育出版社，2014.

［4］周阿堡.萨马兰奇传［M］. 北京：华夏出版社，2006.

［5］尤兰·拉格. 反兴奋剂的卫士：阿尔内·林奎斯特的回忆［M］. 北京：北京体育大学出版社，2010.

［6］远山. 袁伟民与体坛风云［M］. 江苏：江苏人民出版社，2009.

［7］张健. 为了金牌的纯净［N］. 北京晚报，2006-07-23.

［8］国家体育总局，中国奥委会. 中国反兴奋剂十年. 2000，8.

［9］中国奥林匹克委员会. 中国反兴奋剂，2012，8.

［10］国家体育总局科教司. 中国反兴奋剂，2012-2013，2014，8.

［11］张健. 越来越长的《禁用清单》［J］. 大众健康，2007（12）：72-75.

［12］理查德·W·庞德. 奥林匹克内幕［M］. 湖南：湖南文艺出版社，2006.

［13］巴里·霍利亨. 孤注一掷：现代体育的反兴奋剂斗争［M］. 北京：人民体育出版社，2007.

［14］中国竞技体育反兴奋剂工作体系研究［M］. 北京：北京体育大学出版社，2015.

［15］世界反兴奋剂条例2017年禁用清单国际标准，2016.

［16］张健. 反兴奋剂任重道远 ［J］. 世界知识画报，2008（7）：76-80.

［17］A·J·施耐德，T·弗雷德曼. 基因兴奋剂与竞技运动［M］. 北京：科学出版社，2014.

[18] 李雁，赵践闻. 体育大百科. 北京：中国科学院大恒电子出版社，2001.

[19] 陈志宇，等. 2008年北京第29届奥运会兴奋剂控制工作总结 [C]. 北京：北京奥组委运服部反兴奋剂处奥运会兴奋剂控制运行中心，2008.

[20] 国家体育总局运动医学研究所. 运动员治疗药物使用指南：2014.

[21] 世界反兴奋剂条例（2015）.

[22] 国家体育总局. 反兴奋剂管理办法（2015）.

[23] 国家体育总局. 体育运动中兴奋剂管制通则（2015）.

[24] 黄莉. 体育精神的文化内涵与价值建构 [J]. 体育科学，2007，27（6）：88–96.

[25] 黄晓华，黄晓春. 体育精神的哲学思考 [J]. 成都体育学院学报，2007，33（4）：31–33.

[26] 陈琦，等. 我国当代体育价值观的研究 [J]. 体育科学，2016，26（8）：3–10.

[27] 王润斌. 当代奥林匹克核心价值观的多维审视 [J]. 武汉体育学院学报，2015，49（2）：5–11.

[28] 张立顺. 体育精神与社会主义核心价值观培育路径的探索 [J]. 山东体育学院学报，2016，32（3）：59–62.

[29] 杨春莉. 兴奋剂问题的社会学分析 [J]. 南京体育学院学报，2001，15（6）：26–28.

[30] 王建治. 伦理视角中的竞技体育兴奋剂问题 [J]. 医学与社会，2009，22（4）：22–24

[31] Clarence A. Forbes：Crime and Punishment in Greek Athletics [J]. The Classical Journal, Vol. 47, No. 5, （Feb., 1952）, pp. 169–203.

[32] Paul Dimeo：A history of drug use in Sport 1876–1976 Beyond Good and Evil [M]. USA：Routledge, 2007.

[33] Charles L.Dubin: Commission of Inquiry Into the Use of Drugs and Banned Practices Intended to Increase Athletic Performance [M]. Canada: Canada government Publishing Centre, 1990.

[34] Michael S.Bahrke, Charles Yesalis: Performance–enhancing Substances in Sport and Exercise. USA: Human Kinetics, 2002.

[35] UCI: 40 years of fighting against doping. Switzerland： UCI July 2001.

[36] Mark Fainaru · Wada and Lance Williams： Game of Shadows.USA: Penguin Group (USA) Inc.2006.

[37] Wilson W., Derse E.. Doping in elite sport. The politics of drugs in the Olympic movement. Human Kinetics, Champaign, Illinois. 2001.

